Qigong Meridian Selbstmassage

Das Komplettprogramm zur Behandlung von Akupunkturpunkten und Meridianen. Zur Verbesserung der Gesundheit, Schmerzlinderung und schnellen Heilung

Von

Sifu William Lee

Sifu William Lee

Autor der Amazon Bestseller

Auftanken mit 5 Minuten Chi-Übungen

Heilende Qi Meditation

Absolute Qi Fitness

T.A.E. Total Attack Elimination

T.A.E. 2 - Waffen für Körper & Geist

Stressabbau in 5 Minuten

DANKSAGUNG

Für alle meine Schüler und Freunde. Ihr alle bietet mir selbstlos Hilfe an.
Besonderer Dank gilt jenen, die gefragt, darauf bestanden und mir dabei geholfen haben, die Seminare in diese praktische Form zu bringen.

.

INHALTSVERZEICHNIS

Einleitung

Neben anderen Formen der therapeutischen Heilung oder der Pflege des feinstofflichen Körpers, der Aura oder der Energiekanäle, erfreut sich auch die Meridianmassage immer größerer Beliebtheit. Viele moderne Behandlungsformen haben ihren Ursprung in den Praktiken der traditionellen Medizin Asiens. Die meisten der gegenwärtigen Herangehensweisen erfordern jedoch einen hohen Zeitaufwand oder sind sehr kostspielig, mitunter trifft beides zu. Auch empfinden viele Menschen diese Herangehensweisen nicht unbedingt als „das, wonach ich eigentlich gesucht habe", vor allem, wenn es um Massage oder Hydromassage geht. Zugleich kann jede Unklarheit im Umgang mit diesem Thema oder jedes „ungute Gefühl" bei der praktischen Anwendung nicht nur zu Frust führen, Zeit und Energie verschwenden, sondern auch die Gesundheit und das Wohlbefinden des Einzelnen in negativer Hinsicht beeinträchtigen. Nun fragen Sie sich womöglich: Und warum sollte mir dann nun ausgerechnet dieses kleine Buch weiterhelfen können?". Ich hoffe, dass Sie mir erlauben, Ihnen gleich hier am Anfang des Buches behilflich sein zu können. Sie können weiter lesen und entscheiden, ob dieser Ratgeber das Richtige für sie ist. Lesen Sie im Folgenden, was ich damit meine.

Alle folgenden Punkte beziehen sich auf grundlegende Parameter und sind wichtig, um dieses Selbstmassagebuch schnell zu verstehen und den größten Nutzen daraus ziehen zu können. Außerdem stehen diese Punkte in direkter Verbindung mit dem Kern dieses Buches; wenn Sie den folgenden Aussagen nicht zustimmen, können Sie daraus schließen, dass dieses Buch NICHT das Richtige für Sie ist. Wenn Sie allerdings zustimmen oder zumindest finden, dass die Aussagen Ihrem Verständnis und Ihren Erwartungen entsprechen, können Sie sicher sein, dass dieser praktische Ratgeber Ihnen nützen wird.

Bitte überspringen Sie die folgenden Zeilen nicht:

1. Um sich guter Gesundheit zu erfreuen, müssen wir nicht nur „äußerlich" gesund sein - die „innere" Gesundheit des Körpers ist weitaus wichtiger.

2. Die Ursachen von Schmerz und Krankheit können unmöglich durch äußere und chemische Herangehensweisen geheilt werden.

3. Um gesund zu werden und langfristig gesund zu bleiben, müssen wir die Ursachen von Schmerz und Krankheit erfolgreich behandeln. Uns nur auf die Symptome zu konzentrieren, wird nicht das gewünschte Ergebnis erzielen.

4. Einfach ist gut. Wenn eine Person eine Anwendung nicht in kurzer Zeit verstehen und durchführen kann, wird sie die Übung nicht regelmäßig wiederholen und somit nicht die gewünschte Verbesserung verspüren.

Ich könnte noch weitere Aussagen nennen, aber ich glaube, Sie haben sich schon entschieden. Sollten Sie noch nicht ganz sicher sein, lesen Sie wenigstens noch die nächsten Zeilen:

Falls mindestens eine der folgenden Aussagen auf Sie zutrifft

1. Ich stimme den oben genannten Aussagen nicht zu.

2. Ich suche ausschließlich nach physischen Massagetechniken.

3. Ich interessiere mich für Theorie und trocken-detaillierte Erklärungen.

4. Ich bin nicht bereit, 20 bis 30 Minuten für das Lernen dieser einfachen Methode

Aufzuwenden.

5. Ich bin nicht bereit, diese Herangehensweise zu testen und ihre Macht zu spüren.

.... dann können Sie daraus schließen, dass dieses Buch eher nicht für Sie geeignet ist.

Wenn Sie sich dafür entschieden haben, diesem Buch eine Chance zu geben, kann ich Ihnen versprechen, dass dieser kurze und praktische Ratgeber eine neue Dimension zu einem schmerzfreien und gesunden Leben voller Energie und Enthusiasmus eröffnen wird! Für mich selbst und jeden der tausenden von Menschen, die das praktizieren, was ich in meinen Büchern vermittle, ist **vitale Gesundheit** nicht bloß eine Theorie und **schnelle Heilung** nicht schwierig, teuer oder kompliziert.

1. Wofür brauche ich dieses Buch?

Qigong Meridian Selbstmassage ist sicher nicht die einzige Lösung für alle eventuellen Gesundheitsprobleme und Schmerzen im Leben moderner Männer und Frauen. Aber sie wurde über viele Jahrhunderte hinweg genutzt und ist fest in der Liste der natürlichen, aber wirksamen Heilpraktiken verankert.

Wenn Sie eine messerscharfe Antwort auf die Frage „Was genau bringt mir dieses Buch?", suchen, muss ich ehrlich mit Ihnen sein: Ich kann Ihnen wirklich nichts versprechen.

Ich kann Ihnen nur sagen, was Sie sicher aus diesem praktischen Ratgeber über die althergebrachte Kunst der Qigong Massage ziehen können und was sicher nicht. Klingt das fair?

DIESES BUCH BIETET IHNEN:

- Praktische, umfassende und leicht verständliche Richtlinien in Text-, Bild- und Videoform, die Teil dieses Ratgebers sind.
- Umfassendes Wissen, die Qigong Meridian Selbstmassage an Ihrem eigenen Körper erfolgreich durchzuführen.
- Direktes Erfahren der Wirksamkeit der Qigong Meridian Massage
- Umfassende Anleitungen, wie Sie die Qigong Meridian Massage erfolgreich an anderen anwenden.
- Uraltes, ursprüngliches und echtes Wissen, dessen Effektivität über tausende von Jahren unverändert geblieben ist.

DIESES BUCH BIETET IHNEN NICHT:

- Lange, komplexe oder theoretische Herangehensweisen.
- Jegliche Mystifizierung oder Manipulation, einschließlich der in der Esoterik beliebten Herangehensweise „was unklar ist, muss besser sein".
- Ein Zertifikat oder Diplom.

Wenn Sie das akzeptabel finden, lesen Sie bitte weiter. Wenn Sie sich nicht sicher sind, rate ich Ihnen, die Lektüre zu beenden. Ich hoffe, ich konnte Ihnen damit helfen klarzustellen, worum es in diesem Buch geht.

Ich verstehe aber auch, wenn einige von Ihnen noch mehr Information brauchen. Einige Aspekte traditioneller chinesischer Kultur (wie Tai-Chi, Qigong oder Akupunktur) sind massiv vermarktet und sehr populär - während andere einer breiten Öffentlichkeit vollkommen unbekannt sind. Ich glaube, dass dies gerade bei der Qigong Massage der Fall ist, was eigentlich gar nicht so schlecht ist.

Wie für die materielle Welt insgesamt und angesichts der rasanten Expansion von Massenmedien und Internet, gibt es auch hier „zwei Seiten der Medaille" - eine positive und eine negative. Eine negative Seite, die ich sehe und verabscheue, ist der massive Sturzflug, den die Qualität der Lehren macht, sobald diese zum Trend werden. Leider fallen Gesundheit und Massage - mit den meisten Themen, die mit Traditioneller Chinesischer Medizin oder TCM in Verbindung stehen - unter diese Kategorie. Diesen negativen Aspekt sieht man immer wieder in Büchern, Kursen und verschiedenen Medien, die TCM und ihre verschiedenen Aspekte behandeln.

Ich will damit keineswegs zum Ausdruck bringen, dass „keine der Lehre, außer der, die Sie in meinen Büchern finden, Ihnen nützen kann". Ich möchte vielmehr darauf hinweisen, dass einige Leser möglicherweise nicht sicher sind, was traditionelle Qigong Meridian Massage ist, und was nicht. Kurz gesagt, Qigong Meridian Massage ist eine sehr wirksame Hilfe zur mentalen und physischen Stressreduzierung, zum Aufbau von Widerstandsfähigkeit und zur Steigerung der Vitalität. Sie hat das Potenzial, Ihr Immunsystem stark zu verbessern. Falls Sie oder ein Bekannter unter folgenden Symptomen und Bedürfnissen leidet, wird dieses Buch definitiv helfen. Hoffentlich beantwortet diese Liste auch die Frage „Was genau bringt mir dieses Buch?":

- Fehlende Energie

- Müdigkeit

- Kopfschmerzen

- Rückenschmerzen

- Fibromyalgie

- Arthritis

- Schmerzen und Einschränkungen in den Schultern, Knien, Nacken oder im Bauchbereich

- Allergien

- Menstruationsstörungen und/oder -schmerzen

- Konzentrationsschwierigkeiten und kurze Konzentrationsspanne

- Gefühle physischer und mentaler Schwäche

- Das Bedürfnis, Ihr Energielevel zu erhöhen und/oder Ihre sportlichen Leistungen zu steigern

- Das Bedürfnis, Ihre berufliche Leistung zu steigern

- Der Wunsch, Ihren Gewichtsverlust anzukurbeln

- Das Bedürfnis, Ihre Entgiftung zu verbessern

- Chronische Schmerzen und Allergien

- Probleme, das Leben ohne Schmerzmittel und/oder Medikamente zu genießen

- Das Bedürfnis, den Heilungsprozess nach Krankheit oder Operation zu beschleunigen

- Der Wunsch, einem chronischen Gefühl von „krank und müde sein" vorzubeugen

- Der Wunsch, die Libido zu stärken

Es gibt noch viele andere mögliche Beweggründe, doch ich hoffe, Sie haben die zu Ihnen passende Antwort mittlerweile gefunden. Ihr Interesse daran, mehr zu lernen, wird Ihnen viel bringen, vor allem dann, wenn sich Ihre Gesundheit und damit auch Ihr Leben zum Besseren verändern. Der unkomplizierte Inhalt und die einfach anzuwendenden Praktiken und Bewegungen der Qigong Meridian Selbstmassage, können leicht auch für diejenigen adaptiert werden, die körperlich eingeschränkt sind. Außerdem können Sie von jeder Altersgruppe ausgeführt werden. Wegen ihrer hohen Wirksamkeit praktizieren sogar jene diese Form der Selbstmassage als eine Art heilende Meditation, die nicht nach einer augenblicklichen Schmerzlinderung oder Heilung einer Krankheit suchen. Mit dieser einfachen und wundervollen Methode kann jeder seine Gesundheit fördern oder wiederherstellen.

2. Warum gerade Qigong Meridian Selbstmassage?

Es gibt viele Antworten auf diese Frage und eine lange Liste von Krankheitsbildern, die relativ leicht mit dieser Methode der Selbstmassage gelöst werden können. Die Liste der Vorteile, die eine gesunde Person aus dieser Selbstmassage ziehen kann, ist genauso lang, aber man muss die Macht dieser langen und beeindruckenden Listen nicht heraufbeschwören. Erlauben Sie mir also die Frage einfach und direkt zu beantworten: „Warum genau sollte ich genau diese Qigong Massage machen?“:

- Warum nicht?
- Um Anderen helfen zu können, müssen Sie (zuerst) sich selbst helfen.
- Praktisch und effektiv - diese Methoden funktionieren einfach!
- Billiger und viel besser als die Behandlung bei einem medizinischen Spezialisten.
- Die Methoden sind ganz einfach und schnell zu lernen.
- Außerdem sind sie sehr wirksam (das kann ich immer wieder betonen).

Bevor wir einige wichtige Details betrachten, folgt nun eine Erklärung der zentralen Begriffe.

Qi:

„Qi" beschreibt die zirkulierende Lebenskraft oder Vitalenergie, deren Existenz die Grundlage für die meisten Bereiche der TCM (Traditionelle Chinesische Medizin) und deren Philosophie ist. Ich bin mir bewusst, dass das für einige sehr einfach erscheinen wird, aber meiner Erfahrung nach, ist es nie verkehrt die Grundlagen noch einmal zu wiederholen. Viele Leser werden einige dieser Fakten sehr hilfreich finden, sogar wenn sie schon über Wissen in diesem Bereich verfügen. Hier eine kleine Zusammenfassung der wichtigsten Fakten über Qi:

- Qi (auch „Chi" geschrieben) ist die vitale Kraft der Energie und des Lebens, das in der ganzen materiellen Schöpfung präsent ist. Ohne seine Gegenwart sind keine Symptome des Lebens feststellbar.

- Qi, oder „Lebensenergie" oder „Lebenskraft", wird in verschiedenen Philosophien und Kulturen unterschiedlich bezeichnet (Ki in Japan, Prana in den indischen Veden, Mana in der hawaiianischen Kultur, Lüng im tibetischen Buddhismus) und doch sprechen alle diese Quellen von der gleichen vitalen Energie.

- Wie in der natürlichen Welt, fließt und zirkuliert das Qi ständig in unseren Körpern; es versorgt

jede Extremität, jeden Muskel und jedes Organ
mit Lebenskraft.

- Das Qi fließt durch feinstoffliche Energiekanäle,
  auch bekannt als „Meridiane", durch den Körper.
  Es gibt viele Hauptenergiezentren und
  Akupunkturpunkte (Druckpunkte), die entlang
  dieser Energiebahnen liegen.

- Immer, wenn der gesunde Fluss des Qis gestört
  oder geschwächt wird, entwickelt der Körper
  bestimmte Schmerzen oder Krankheiten, um die
  Aufmerksamkeit auf die Ursache des Problems zu
  lenken.

- Indem man verschiedene Akupunkturpunkte, die
  Atmung und Körperhaltung richtig einsetzt, kann
  man einen gesunden und starken Fluss der
  „Lebenskraft" im Körper wiederherstellen. Dies
  ist die Keimzelle von Gesundheit.

- Es ist nicht schwer, dieses Wissen zu erlernen
  und es ist auch nicht einer speziellen Gruppe von
  Menschen vorbehalten. Jeder, der will, kann die
  Techniken der Qigong Meridian Selbstmassage
  lernen, unabhängig von Glauben, Alter, Bildung,
  Geschlecht oder materiellen Voraussetzungen.

Qigong:

Qigong (wird „Tschi Gong" ausgesprochen) ist eine heilende Massagetechnik, die ihre Ursprünge im alten China hat. Das Verfahren verbindet verschiedene Atemtechniken und Meditationen mit spezifischen Körperhaltungen und betont die Konzentration auf Absicht und Bewegung. Es arbeitet mit der Qi Energie des Körpers und strebt die Öffnung der Energiekanäle des Körpers an, in denen diese Energie fließt. Die achtsame, heilende und stressreduzierende Tätigkeit bewegt die Lebensenergie durch jede Stelle des Körpers, an der der Energiefluss stocken mag. Viele Mediziner empfehlen Qigong als eine wichtige Form ganzheitlicher, alternativer Medizin.

„Gong" steht für die Fähigkeit, die eine Person entwickelt, wenn sie regelmäßig übt. Zusammen beschreiben die zwei Wörter ein proaktives Mittel, Energie zu kultivieren, um menschliche Vitalität, Heilung und Gesundheitserhaltung zu verstärken.

Die Qigong Meridian Massage:

Jetzt können wir über die Qigong Meridian Massage mit etwas tieferem Verständnis sprechen. Die Qigong

Meridian Massage basiert auf der TCM (Traditionelle Chinesische Medizin), die tatsächlich eine jahrtausendalte Verbindung verschiedener Heilpraktiken ist. In der heutigen Gesellschaft ist der „jüngere" Nebenzweig, Tai Chi, bekannter. Hierbei wird der Fokus mehr auf die Kampfkunst gelegt. Die Qigong Meridian Massage hat ihre Grundlage in der Medizin; wenn Sie sich die kurze Liste noch einmal anschauen, werden Sie merken, dass diese Anwendung nicht nur darauf abzielt, Sie vor Krankheiten zu schützen. Sie hat auch das Potenzial Menschen zu helfen, die mit verschiedenen Arten von Gesundheitsproblemen, Schmerzen und allgemeineren Schwierigkeiten im Leben wie Gewichtsproblemen oder emotionalen Herausforderungen zu kämpfen haben. Die Qigong Meridian Massage wurde beispielsweise auch erfolgreich bei der Behandlung von Multiple Sklerose (MS) eingesetzt.

Ganz allgemein umfasst Qigong drei verschiedene Arten von Anwendungen: kriegerisch, spirituell und medizinisch. Obwohl die Qigong Meridian Selbstmassage unter Heilung eingeordnet wird, beinhalten alle drei Stilrichtungen Körperhaltung (statisch und dynamisch), wichtige Atemtechniken und geistige Konzentration. Einige Anwendungen sollen die Zirkulation der Lebensenergie (Qi) stärken. Sie können sehen, wie stark der Nutzen für Leser ist, indem Sie die Rezensionen zu meinem Buch Absolute Qi Fitness oder Auftanken mit 5 Minuten Chi-Übungen lesen, die diese Aspekte behandeln.

Obwohl alle Aspekte des Qigong den Qi-Fluss erweitern und anregen sollen, zielen auch einige Anwendungen (wie die, die in diesem Buch beschrieben werden) darauf ab, den Körper zu heilen und zu reinigen und Ihre Fähigkeit Qi zu „speichern", wieder zu erwecken, damit Sie es wieder aussenden können, um sich selbst und/oder anderen zu helfen oder zu heilen. Die langsamen, unkomplizierten Bewegungen der Qigong Meridian Selbstmassage können übrigens leicht adaptiert werden, so dass sie auch von körperlich eingeschränkten Menschen und Menschen jeder Altersgruppe ausgeführt werden können.

3. Innere Einstellung & Technik

Einstellung und Technik sind sehr wichtig, aber es dauert ein bisschen, die Macht hinter dem einfachen Prinzip zu erfassen und zu fühlen. Im Folgenden wird dies erläutert.

Wir sollten niemals vergessen, dass die Bewegungen der Qigong Meridian Selbstmassage helfen, Stress zu reduzieren, Widerstandsfähigkeit zu stärken und Vitalität zu erhöhen. Außerdem haben Sie das Potenzial, das Immunsystem immens zu stärken. All diese Vorteile und Folgen werden von einer unermesslichen Kraft verstärkt, solange Sie die richtige Einstellung haben und die korrekten Methoden anwenden. Die Prinzipien hinter der Qigong Meridianmassage sind eine Mischung aus der richtigen Herangehensweise und der richtigen Technik. Qigong Heilmasseure, die diese Herangehensweise täglich anwenden, wissen das sehr genau. Wir werden diesen Punkt ansprechen, weil er für jeden wichtig ist, der sich die schnellsten und besten Resultate wünscht.

Im Qigong werden die acht Meridiane des Körpers als das Wichtigste angesehen. Diese acht Meridiane werden als Energiekanäle betrachtet. Wenn Sie die Qigong

Meridian Selbstmassage üben, werden Sie lernen, mit Ihren Fingern zu drücken, zu kneten, zu vibrieren, zu reiben und zu rollen, um die unterschiedlichen Punkte auf den Meridianen des Körpers zu stimulieren. Dies fördert die Zirkulation von Blut und Qi und hilft dabei, die normalen Funktionen eingeschränkter Organe wieder herzustellen. Wegen des hohen Einflusses auf das allgemeine Wohlbefinden einer Person, wird diese Form der Selbstmassage als Meditationsform angewendet, um Gesundheit zu fördern, sie wiederherzustellen oder sogar, um auf ein körperliches Training vorzubereiten.

Erfahrene Qigong Heilmasseure oder TCM-Experten ermutigen ihre Patienten oft zu Bewegung, Visualisierung und anderen Techniken, um Heilerfolge schneller zu erreichen und die Effizienz der Therapiesitzung zu erhöhen. Ich habe über diese Praktiken einige detaillierte Bücher geschrieben, die die Inhalte trotzdem einfach und direkt darstellen. Wenn Sie mehr Kraft und Energie brauchen, werden Sie sie aus diesen Praktiken ziehen können. Wie Sie sehen können, enthält mein Buch Absolute Qi Fitness auch Übungen zum Meridian-Stretching. In Auftanken mit 5 Minuten Chi-Übungen finden Sie ein Programm, das erklärt, wie man mit Druck und verschiedenen anderen Techniken den Energiefluss des Qi schnell wieder herstellt.

Jeder Mensch hat ganz eigene Bedürfnisse; Ihr Körper wird Ihnen sagen, wenn Sie mehr brauchen.

Wichtig ist, dass ein Durchgang der Qigong Meridian Selbstmassage aus eigenständigen Anwendungen besteht, die gut funktionieren. Sie können auch andere Techniken zusätzlich anwenden, aber die Qigong Meridian Selbstmassage wird in jedem Fall helfen.

4. Die „sichere" Abkürzung zum Umfassenden Wissen

Uns allen wird in praktisch allen Bereichen unseres Leben förmlich aufgezwungen, den einfachsten und kürzesten Weg zum gewünschten Ziel zu finden. Wer genug Zeit investiert, um ein umfassendes Verständnis für ein bestimmtes Thema zu entwickeln (also jeder mit gesundem Menschenverstand), erkennt ganz leicht die Gefahr, die von dieser materiellen „Immer mehr, immer schneller"-Mentalität ausgeht.

Wie all meine anderen Bücher, soll Ihnen auch dieser Ratgeber zeigen, wie Sie mit der Meridian Selbstmassage ein System verstehen können, das Ihnen in kürzester Zeit mehr bringt – ohne, dass die Qualität und Effizienz leidet.

Wie Sie wahrscheinlich mittlerweile wissen, betrachtet TCM das Meridiansystem als Energie-Autobahn im Körper. Es kann als Verkehrssystem verstanden werden, das sich über den menschlichen Körper erstreckt. Sie wissen bereits, dass die Lebensenergie, die durch die Meridiane fließt, als Qi (gesprochen „Tschi") bezeichnet wird. Die meisten Menschen verbinden Qigong, Qi und

Tai Chi mit der klassischen chinesischen Medizin. Allerdings wurde schon vor Jahrtausenden entdeckt, wie man Meridiane stimuliert und das nicht nur in China, sondern in allen antiken Zivilisationen der Menschheitsgeschichte.

Aber was die meisten nicht wissen ist, dass diese Praktiken zum Teil sehr eingehend wissenschaftlich erforscht wurden. Auf der Grundlage dieser Forschung werden derzeit verschiedene Aspekte von Heilung und Medizin im Medizinalbereich angewendet. Als effektive Behandlungsmethode für verschiedene körperliche Verfassungen, wird die Beeinflussung der Qi Meridiane normalerweise in Behandlungsweisen, wie Akupunktur, Massagetherapie, Reflexzonenmassage, Reiki und pflanzenheilkundlichen Therapien eingesetzt. Alle Meridiane haben ihre korrespondierenden Partner, sprich Wechselbeziehungen untereinander und besitzen viele Akupunkturpunkte. Einzelne Fachleute haben schon detaillierte Berichte und tiefgehende Forschungsergebnisse zu diesen Themen geliefert; sollten Sie zu jenen gehören, verneige ich mich vor Ihnen. Dieses Buch ist allerdings keine solche Schrift.

Am besten werden wohl die komplexen und zeitaufwendigen Inhalte der TCM am Beispiel von Meridian-Landkarten und Grafiken präsentiert. Ich bin sicher, dass die meisten von Ihnen zumindest ein paar davon schon einmal gesehen haben. Karten von Akupunkturpunkten sind sehr komplex und vielleicht stimmen Sie mir zu, wenn ich behaupte, dass jeder Laie schon von einem kurzen Blick auf diese Bilder vollkommen verwirrt wird. Sie sollten wissen, dass detailliertes Wissen über die Qi Meridiane und Akupunkturpunkte (ihre Funktionalität und Lage) eine wichtige Grundlage der TCM ist. Es gibt keine Abkürzung zum umfassenden Wissen über alle Aspekte der TCM.

„Es ist besser weiterhin verwirrt zu sein, als ein falscher Experte zu werden."

Dieses Prinzip lässt sich auf jedes Thema anwenden, aber, wenn es um so etwas Ernstes wie unsere Gesundheit und unser Wohlbefinden geht, ist es besonders wichtig, sich daran zu halten. Wenn Sie Arzt werden wollen - studieren Sie Medizin. Gehen Sie zum besten Experten und lernen Sie von ihm. Dieser anspruchsvolle Prozess dauert normalerweise seine Zeit; Ich glaube, wir sind uns einig, dass die meisten Menschen nicht bereit sind 5 oder 10 Jahre Ihres Lebens zu investieren, um diese Art von Fachwissen zu erwerben. Was bedeutet dies für das Thema dieses Kapitels?

Dieses Buch möchte Sie von nichts überzeugen. Es präsentiert eine verdichtete Methode, mit der Sie nur das lernen, was Sie wissen. Dieser Ratgeber wird Ihnen Methoden aufzeigen und sie Ihnen zur Verfügung stellen. Gleichzeitig präsentiert er Ihnen die wirkungsvolle traditionelle Qigong Meridianmassage auf einfachste und wirksamste Weise.

Es ist problematisch, dass es heutzutage Ratgeber, Bücher, Kurse und andere Arten von Materialien gibt, die Sie davon überzeugen wollen, dass Sie alles über TCM, Meridiane oder die Qi-Energie in kurzer Zeit lernen können; das ist ein ganz klassisches Marketinginstrument, das sofortige Lösungen verspricht. Das Problem liegt in der Verantwortlichkeit. Lassen Sie sich nicht von falschen Versprechungen täuschen, die Ihnen vorgaukeln, dass Sie in irgendeiner TCM-verwandten Fachdisziplin zum „Experten werden können", ohne ernsthaft Zeit in intensives Studieren, Lernen und Praktizieren zu investieren. Und ich spreche hier wirklich von einer langen Zeit!

Es macht einen riesigen Unterschied, ob man Experte werden will oder nur von der Qigong Meridian Selbstmassage umfassend profitieren will. Genau wie meine anderen Bücher bietet Ihnen dieser Ratgeber eine sichere und gesunde Abkürzung. Wenn Sie bereit sind, sich an die entsprechenden Richtlinien zu halten, müssen Sie nicht Jahre Ihres Lebens opfern, um alles über TCM zu lernen. Ich möchte Ihnen hier nur das zeigen, was Sie über die Qigong Meridian Selbstmassage wissen müssen, ohne unnötige Theorien oder Wortspielereien.

In diesem Buch finden Sie nur praktisches Wissen, das richtige Verständnis und machtvolle Techniken, die Sie höchstwahrscheinlich mit ihrer Wirksamkeit überraschen werden.

5. Die Grundlagen der Qigong Massage

Die Welt um uns herum ist so belastend wie nie zuvor und die Menschen suchen überall nach Entspannungsmöglichkeiten, die ihr Leben bereichern und ihren gesunden Lebensstil erhalten. Zu den beliebtesten Maßnahmen für einen gesunden Lebensstil und Stressabbau, gehören regelmäßige Massagetermine. Wenn ein Masseur gut ist, sind diese sehr nützlich und effektiv. Aber das Problem ist, dass sie normalerweise ziemlich teuer und zeitaufwendig sind. Aus diesem Grund werden verschiedene Arten der Selbstmassage immer bekannter und beliebter, obwohl die Selbstmassage nicht so einfach ist, wie es manchmal dargestellt wird.

Die Qigong Meridian Selbstmassage wird seit tausenden von Jahren angewendet, um Menschen zu helfen, ihr Leben zu bewältigen und sich gleichzeitig so gut wie möglich zu fühlen und so gut wie möglich auszusehen. Ihr vorrangiges Ziel ist es, die positive Energie im Körper eines Menschen am Fließen zu halten und ihm/ihr dabei auf eine höhere Bewusstseinsstufe zu verhelfen. Die Qigong Massage verwendet verschiedene Arten von manuellen Massagetechniken, die sehr fest, aber dennoch angenehm sein sollten. Ähnlich wie bei der Akupressur, konzentrieren sich die Techniken auf die Massage verschiedener Akupunkturpunkte auf dem menschlichen Körper, um die positive Energie (Qi) am Fließen zu halten, sodass alle wichtigen Organe und Muskeln damit versorgt werden.

Nach den antiken Prinzipien der TCM, Energie aufzufüllen und auszugleichen, basiert die Qigong Massage auf der korrekten Anwendung und der entsprechenden inneren Einstellung. Im Einklang mit traditioneller chinesischer Medizin, beruht die Qigong Massage auf der Beziehung zwischen Yin und Yang, zwischen positiver und negativer Energie. Die Yin Energie wird als Mittel betrachtet, Gesundheit und Wachstum zu fördern, während die Yang Energie aus der Manifestation des physischen Körpers selbst besteht, der für sein Wachstum Yin braucht.

Während einer Qigong Meridian Behandlungssitzung, in der die richtigen Massagetechniken angewendet werden, wird der Qi-Fluss auf verschiedene, wohltuende Arten stimuliert. Diese Art von Reizen (Reiben und Streichen) werden an Stelle der normalen Druck- und Massagetechniken verwendet, die in anderen Massageschulen üblich sind. Bestimmte Akupunkturpunkte sollen Erschöpfung, Stress und Spannung im Körper lindern. Die Qigong Massage wird auch bei allgemeinen Körperschmerzen und verschiedenen Gesundheitsproblemen, einschließlich Autismus bei Kindern, als hilfreich angesehen.

Sie hilft, wenn nichts anderes mehr hilft

Die Stärke der Meridian Selbstmassage lässt sich am Beispiel von Autismus sehr gut erläutern. Nicht sehr viele Heil- oder Therapieansätze unterstützen Kinder mit

Autismus, die oft große sensorische Schwierigkeiten haben, effektiv. Die Qigong Massage wurde erfolgreich eingesetzt, um die Sinne der autistischen Kinder so zu regulieren, dass sie zusammen und nicht gegeneinander arbeiten.

Dieses Buch bietet Eltern mit autistischen Kindern verschiedene Ideen, wie diese Techniken am besten angewendet werden können - Eltern können mit diesem Buch ihren Kindern einfach zuhause „Mini-Massagen" geben. Diese Massagen dauern normalerweise nicht länger als 15 Minuten und bestehen aus konzentrierten Versionen der grundlegenden Bewegungen, die mit Qigong Massagen verbunden werden. Derzeit werden die Effekte von Qigong Massagen auf Kinder mit Autismus wissenschaftlich erforscht. Eine subventionierte Studie, an der 120 Familien mit autistischen Kindern teilnehmen, wird derzeit in Oregon, USA, durchgeführt. Frühe Ergebnisse lassen zwar auf positive Resultate schließen, aber es werden noch mehr Studien notwendig sein, bis fundierte Aussagen getroffen werden können.

Obwohl die moderne Medizin die Qigong Massage immer noch als alternative Heilmethode einstuft, entdecken immer mehr Menschen ihren Nutzen: mehr Energie, weniger Stress, weniger Schmerzen, usw. Gerade für diejenigen, die auch nach langem Suchen keinen Heilerfolg bei verschiedenen Erkrankungen, wie Fibromyalgie und Arthritis, erfahren, wird die Qigong Massagetherapie als tragfähige Option vorgeschlagen. Für diejenigen, die sich um die Rückkehr eines positiven Energieflusses in Körper und Geist bemühen, kann sich der Aufwand lohnen.

The Meridian Points

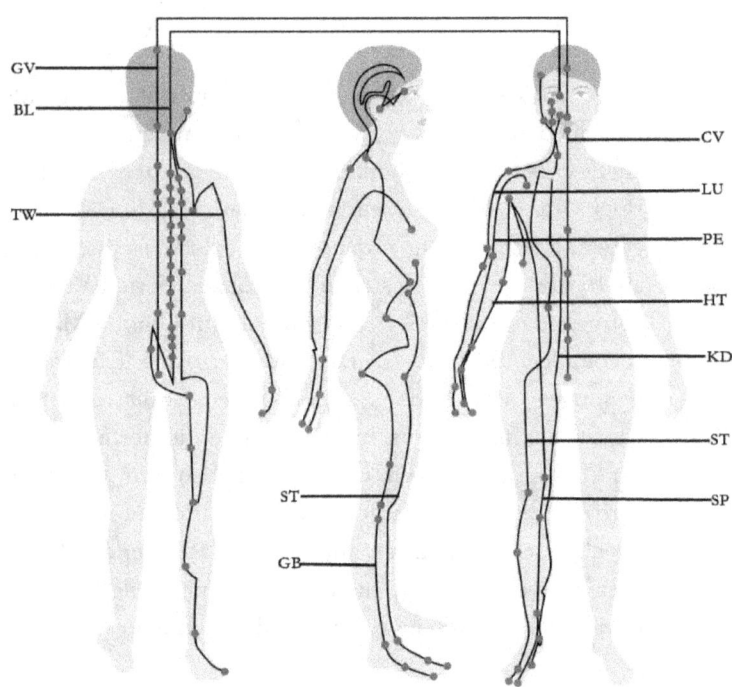

GV
BL
TW
CV
LU
PE
HT
KD
ST
SP
ST
GB

POSTERIOR VIEW   ANTERIOR VIEW

GV- Governing Vessel (Center line)   CV-Conception Vessel (Center line)
BL- Bladder Meridian   HT- Heart Meridian
TW- Triple Warmer   KD- Kidney Meridian
GB- Gall Bladder Meridian   LU- Lung Meridian
                                       PE- Pericardium Meridian
                                       SP-Spleen Meridian
                                       ST- Stomach Meridian

So bereiten Sie sich vor

Wir wissen, dass die innere Einstellung entscheidend bei der richtigen Technik und Ausführung ist. Deshalb bereiten wir uns vor, so gut es geht. Keine Sorge, Sie werden nichts Kompliziertes oder Besonderes machen müssen, um das Selbstmassageprogramm zu erlernen und auszuführen. Aber es gibt ein paar Dinge, die Ihnen helfen werden.

Die perfekte Einstellung:

Genau wie jede andere Tätigkeit, bei der es darum geht, Lebensenergie anzuwenden, müssen Sie diese Methoden in einer friedvollen Gemütslage erlernen und anwenden. Sie müssen aber keine spezielle Meditation machen, bevor Sie die Meridianmassage ausführen. Die nächsten paar Zeilen werden Ihnen helfen, den richtigen Gemütszustand zu erlangen, der Ihren Lernfortschritt beschleunigen und die Effektivität Ihrer Selbstmassageanwendungen erhöhen wird. Die Qi-Atemtechnik wird unten beschrieben und Sie sollten sie anwenden. Wenn Sie sie gemäß diesen einfachen Richtlinien nutzen, wird sich der Nutzen der Meridian Selbstmassage vervielfältigen:

- Seien Sie entspannt - wenn etwas bestimmtes Sie entspannt, tun Sie dies jetzt - diese Zeit gehört Ihnen.
- Achten Sie darauf, ein störungsfreies Umfeld zu

kreieren (kein Handy, Fernsehen, Facebook usw.).
Dies wird die Ergebnisse erheblich verbessern.

- Seien Sie darauf bedacht, dass diese 20 Minuten
ganz Ihnen gehören. Je mehr Sie investieren,
desto mehr Nutzen werden Ihr Körper und Geist
daraus ziehen.

Mehr Vorbereitung brauchen Sie nicht. Wenn Sie
den Ablauf einmal verinnerlicht haben und Ihr Qi zu
fließen beginnt, wird es von selber leichter zu fokussieren
sein. Tatsächlich schenken wir in allen Aspekten des
Lebens den Dingen mehr Aufmerksamkeit, durch die wir
uns wohl fühlen.

So einfach ist das.

Der Raum:

Auch hier ist nichts Besonderes erforderlich.
Benutzen Sie ein Zimmer oder einen Raum, wo Sie in
Ruhe die Qigong Meridian Selbstmassage ausführen
können. Wenn der Raum oder das Büro (oder irgendein
Ort, den Sie wählen) genügend Licht und frische Luft hat
und frei von Störungen ist, dann ist es der perfekte Ort.

Die Qi Atmung:

Um sich schneller zu entspannen und, was noch
wichtiger ist, um die Effekte der Qigong Meridian
Selbstmassage zu fördern und zu unterstützen, rate ich
Ihnen dringend die Bauchatmung zu verwenden. Das ist

die effektivste Art von Atmung für diese Art von Programm. Wenn Sie diese Atmung noch nie ausprobiert haben – keine Sorge! Ich beschreibe sie Ihnen:

Bauchatmung ist nicht nur gesund, sondern auch eine einfache und natürliche Atmung. Neugeborene und Kleinkinder sind hierfür ein Beispiel. Es gibt viele Bücher über die Vorzüge der tiefen Bauchatmung, aber eigentlich müssen Sie einfach nur folgendes wissen:

- Berühren Sie den oberen Gaumen mit der Zungenspitze und halten Sie sie dort.

- Atmen Sie alle Luft aus Ihren Lungen aus, um sich vorzubereiten.

- Atmen Sie langsam durch Ihre Nase ein.

- Drücken Sie Ihren Bauch dabei langsam nach außen, damit der untere Teil der Lungen vollkommen mit frischer Luft gefüllt wird.

- Wenn Ihr Bauch vollständig draußen ist (Ihr Zwerchfell ganz unten ist), füllen Sie nicht den oberen Teil Ihrer Lungen mit Luft, sondern

- atmen Sie durch Ihren Mund langsam aus, drücken Sie dabei Ihren Bauch zusammen und heben Sie Ihr Zwerchfell.

Es darf *keine Verspannungen* geben und Sie sollten sich entspannt und ruhig fühlen. Wenn Sie diese Atemtechnik bewusst anwenden, wird sie ganz selbstverständlich für Sie werden. Sehr bald werden Sie feststellen, dass Sie von alleine immer dann auf diese Weise atmen, wenn Sie Energiemangel, Stress oder Angst fühlen oder sich einfach in einer unnatürlichen Position oder einem Energieungleichgewicht befinden.

Mehr Vorbereitung brauchen Sie nicht. Wie ich bereits erwähnte, werden diese Faktoren Ihren Lernprozess unterstützen, ihn beschleunigen und verkürzen. Wenn Sie diese einfache Qigong Meridian Massagetechniken erlernt haben, wird die richtige Vorbereitung Ihnen weiterhin nützen. Versuchen Sie, so gut es geht, diesen Richtlinien zu folgen und Sie werden von der Wirkung voll profitieren.

6. Einleitung zur Qigong Selbstmassage-Methode

Die Theorie:

Sie wissen wahrscheinlich schon etwas über Meridiane oder allgemein über das Thema. Das Wichtigste und Notwendigste ist in diesem Buch zusammengefasst - es ist nicht notwendig sich durch hunderte von Seiten zu lesen. Wenn Sie Doktor oder Experte in der Heildisziplin TCM werden wollen, erfordert dies ein tiefgehendes Studium. Aber dieses Buch und die Praktiken, die ich darin erkläre, sind leicht zu verstehen und anzuwenden.

Alles, was wir in der Qigong Meridian Massage anwenden, basiert auf dem Energiefluss durch die Meridiane. Jeder der zwölf Hauptmeridiane verläuft entlang einer anderen Route im Körper und steht mit einem der 12 wesentlichen Organe des Körpers in Verbindung: Herz, Nieren, Blase, Leber, Milz, Gallenblase, Magen, Dünndarm, Dickdarm, Lungen, Herzbeutel und der Regulator der Körpertemperatur oder auch „Dreifach-Erwärmer" genannt. Wenn das Qi in diesem „unsichtbaren" System des Energie-Transports nicht richtig fließt, führt dies zu physischen und emotionalen Gesundheitsproblemen.

Es ist wichtig, dass Sie Folgendes verstehen: Es gibt kein Gesundheitsproblem, keine Krankheit oder Störung jeglicher Art, der nicht eine Störung im Qi-Fluss irgendwo im Körper vorrausgeht. Der Qi-Fluss wird von vielen Faktoren beeinflusst: Ernährung, Bewegung, Atemtyp, Körperhaltung, Stress, usw. Wenn irgendeiner dieser Faktoren eine Person betrifft, wird der gesunde und einwandfreie Qi-Fluss negativ beeinflusst, was einen Stau oder eine Blockade auf den Energiebahnen zur Folge hat. Dieser Stau, oder auch nur das Ungleichgewicht im Körper, resultiert in verschiedenen Krankheitsstadien. Noch einmal: Verstopfung, Kopfschmerzen, Brustanomalien ... auf vielerlei Weise ist jede Art von gesundheitlichem Ungleichgewicht im Körper das Resultat einer Unterbrechung eines einwandfreien Energieflusses.

Eine Behandlung mit der Qigong Meridian Massage zielt darauf ab, verstopfte Bereiche eines betroffenen Meridians zu befreien und die Qi-Energie wieder zum Fließen zu bringen, sodass der ausgeglichene gesunde Zustand des Körpers wieder hergestellt wird. Es ist auch üblich, dass der Masseur einen Reflexbereich behandelt, der zu einem Organ gehört, das mit dem betroffenen Meridian in Verbindung steht. Der Übende wird bald Störungsbereiche im Energiefluss erkennen können und anfangen gesünder zu leben, um das natürliche Gleichgewicht der Qi-Energie im Körper wieder herzustellen. Manche Menschen verstehen nicht, wie wichtig es ist, einen gesunden Qi-Fluss im Körper und Meridiansystem zu erhalten, um verschiedene Gesundheitsprobleme zu identifizieren und zu behandeln.

Deshalb ist es so hilfreich, eine einfache und effektive Möglichkeit zu haben, den Qi-Fluss in den Meridianen anzuregen. Eigentlich ist es so ähnlich, wie das Gießen der Wurzeln eines Baumes. Lassen Sie mich das erklären.

Denken Sie, dass das Gießen von Früchten, Zweigen oder Blättern eines vertrockneten Baumes der Pflanze effektiv beim Wachsen helfen wird? Wahrscheinlich nicht, oder? Wenn wir so etwas beobachten würden, würden wir beide sicher an der geistigen Gesundheit des Gärtners zweifeln. Aber tatsächlich ist genau diese Herangehensweise tief in der modernen Medizin und verschiedenen anderen alternativen Heilpraktiken verwurzelt. Sie können nichts heilen, ohne die Wurzel des Problems zu beeinflussen. Wenn Sie so vorgehen, haben Sie ein machtvolles Mittel zur Verfügung. In diesem Buch geht es genau darum und um nichts anderes.

Dieser Qigong Zugang zur Selbstmassage beinhaltet verschiedene Techniken, die den Qi-Fluss ausgleichen und anregen. Die Qigong Techniken, die Sie erlernen werden, umfassen Kneten, Reiben und andere Arten der Manipulation der Akupunkturpunkte mit viel und wenig Druck. Beim Qigong sind die richtigen Techniken genauso wichtig, wie die Hände, die als Rezeptoren und Transmitter der Vitalenergie benutzt werden. Einige „Experten" mögen das Gegenteil behaupten, aber diese Illusion führt nur, wenn überhaupt, zu schlechten Ergebnissen. Bei der Qigong Selbstmassage ging es noch nie um „Spontanität" und „von innen heraus" handeln und deshalb ist es auch heutzutage nicht so.

Ja, einige Praktiken, wie die Qi Meditation, das Qi-Dehnübungen und Tai Chi machen Menschen definitiv empfänglicher und anpassungsfähiger, aber seien Sie sich sicher, dass Sie diese Techniken nicht unbedingt üben müssen, um den vollen Nutzen aus einer erfolgreichen Anwendung von Qigong-Methoden zu ziehen. Mit andere Worten, andere Techniken zu üben oder nicht zu üben, bringt Ihnen keine Vorteile, wenn es um die Wirkung und Effektivität der eigenständigen Qigong Selbstmassagetechniken geht. Und nun, fangen wir an.

Akupunkturpunkte finden

Bevor wir damit anfangen, die Techniken zu erklären, sollten wir am besten die Lage der Akupunkturpunkte klären. Wir haben uns sehr bemüht, genaue Anweisungen in Textform, mit Hilfe von Fotos und sogar mit detaillierten Videos (**http://eepurl.com/5nCWD**) zu geben. Aber wir müssen einige grundlegende Dinge besprechen, die Ihnen helfen werden, die Akupunkturpunkte zu finden und die Techniken anzuwenden. Für viele Menschen ist die genaue Lage dieser Heilpunkte auf dem Körper nicht klar. Aber es wird höchstwahrscheinlich klarer, wenn Sie diese einfachen Ratschläge lesen und befolgen.

Denken Sie daran, dass es nicht wichtig ist, die Lage des Akupunkturpunktes auf den Millimeter genau zu finden. Das ist sowieso unmöglich für jeden, der kein Akupunkturexperte ist und dem auch die kleinen Akupunkturwerkzeuge nicht zur Verfügung stehen. Also, machen Sie sich keine Sorgen.

Viel wichtiger ist es, dass Sie mit Ihren Fingern und Händen die Akupunkturpunkte lokalisieren und die genaue Stelle massieren können. Sie werden auf jeden Fall den Bereich um die Akupunkturpunkte herum treffen, was auch die exakte Position des entsprechenden Punktes mit einschließt. Deshalb hier nur ein paar Hinweise, was wichtig ist, wenn sie einen Punkt lokalisieren (vor allem beim ersten Mal):

- Beachten Sie die Anweisungen so genau wie möglich.
- Finden Sie das „rechte Maß" - drücken Sie nicht zu fest und nicht zu leicht.
- Untersuchen Sie den Bereich vorsichtig, aber erhöhen Sie stufenweise den Druck.

Sie werden spüren, wenn Sie am richtigen Ort angekommen sind. Fast alle Akupunkturpunkte sind viel empfindlicher als der Bereich drum herum. Ich rate Ihnen, die Hilfestellungen in diesem Buch und den Videos (die

Sie hier abrufen können) voll zu nutzen und schrittweise zum Experten für Qigong Meridian Selbstmassage zu werden.

7. Qigong Selbstmassage-Techniken

Wir werden mit Selbstmassagetechniken für den Kopf beginnen und uns später weiter nach unten vorarbeiten. Die meisten Menschen finden das einfacher und effektiver. Wenn Sie lieber bei den Beinen anfangen möchten (und so die Reihenfolge umdrehen), machen Sie das einfach. Lernen Sie diese Techniken auf jeden Fall, wie sie unten beschrieben sind - wenn Sie sie einmal gelernt haben, können Sie sie an Ihre Bedürfnisse anpassen.

I. Kopf und Gesicht

Die Stirn öffnen

Beginnen Sie mit dem Massagegriff, den wir als „die Stirn auseinander drücken" bezeichnen. Halten Sie Ihre Finger so, wie auf dem Bild gezeigt wird und ziehen Sie die Finger quer über Ihre Stirn. Fangen Sie in der Mitte an und ziehen Sie zu den Seiten der Stirn.

Machen Sie das etwa 20- bis 30-mal mit festen Druck auf Ihrer Stirn.

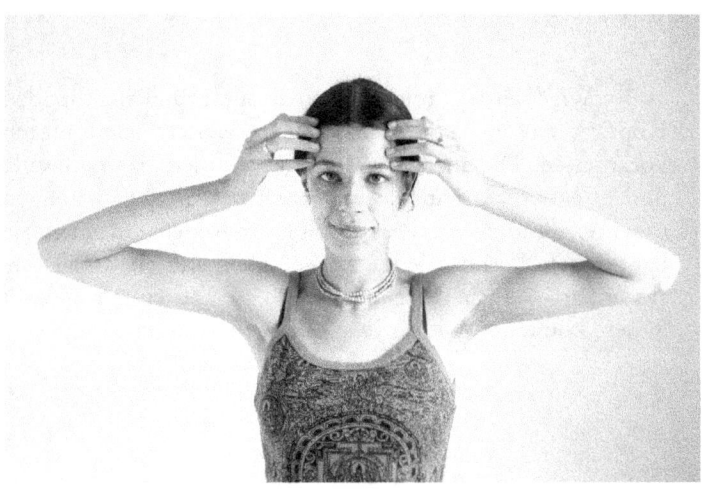

Die Schläfen reiben

Die nächste Massagebewegung ähnelt einer Reibebewegung. Reiben Sie sanft Ihre Schläfen mit Ihren Handflächen und Fingern ab. Der Druck muss angemessen sein - nicht zu sanft, nicht zu stark.

Reiben Sie die Seiten Ihres Gesichts, in der Schläfengegend, 20- bis 30-mal, wie es gezeigt wird.

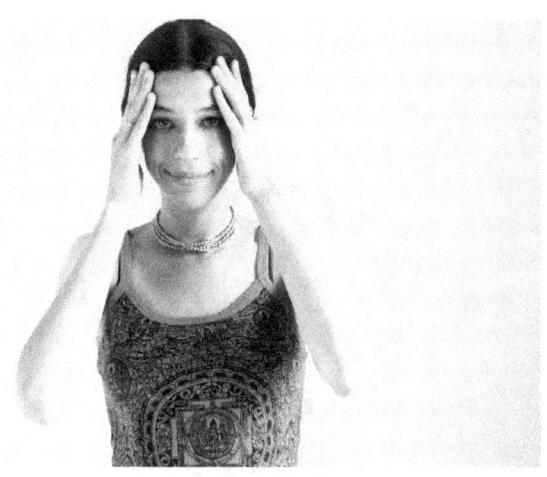

Halsansatz

Wie der Name schon sagt, geht es hier um die Behandlung der Punkte, die sich am Hinterkopf und/oder im Nackenbereich befinden, dort wo die Nackenmuskulatur „entspringt". Die Akupunkturpunkte Gallenblase 20 und Gallenblase 19 werden dabei gedrückt und geknetet.

Gallenblase 20

Dieser Punkt befindet sich unter der Schädelbasis, in den Mulden an beiden Seiten des Halses, zwischen den zwei vertikalen Halsmuskeln.

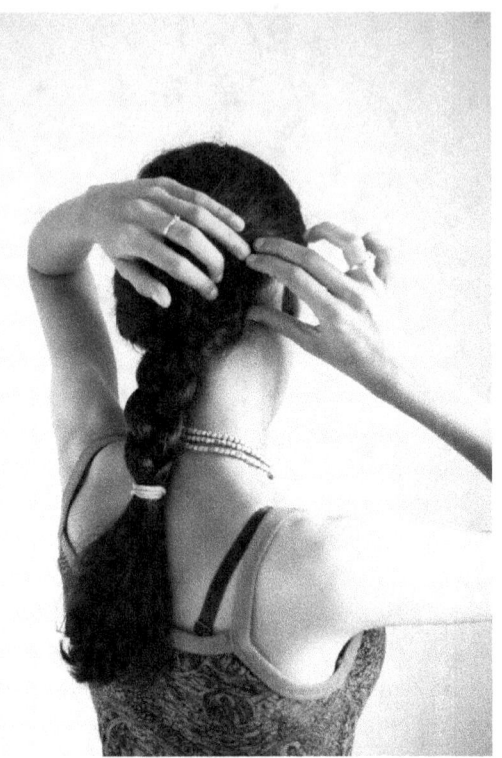

Gallenblase 19

Dieser Akupunkturpunkt befindet sich oberhalb vom Akupunkturpunkt Gallenblase 20; schauen Sie sich die exakte Lage auf der Zeichnung unten an.

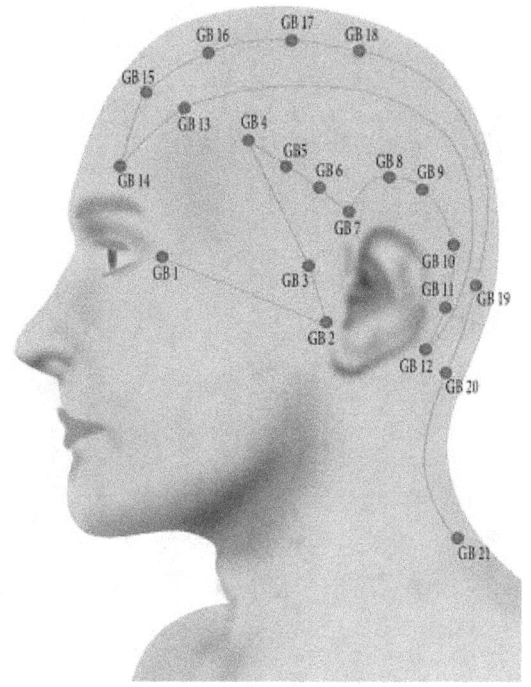

Beginnen Sie die Massage, indem Sie kneten, am einfachsten mit dem Daumenspitzen. Achten Sie auf das Foto und das Video und imitieren Sie die einfache Position der Hände, die über den Kopf gespreizt sind.

Kneten Sie zuerst den Akupunkturpunkt Gallenblasen 20- etwa 30-mal.

Gehen Sie dann weiter zum Akupunkturpunkt Gallenblase 19 und kneten Sie genauso, ebenfalls etwa 30-mal. Lernen Sie die einfache Fingertechnik, wie es auf dem Bild unten gezeigt wird. Noch besser: Sehen Sie sich das komplette Video (http://eepurl.com/5nCWD)an.

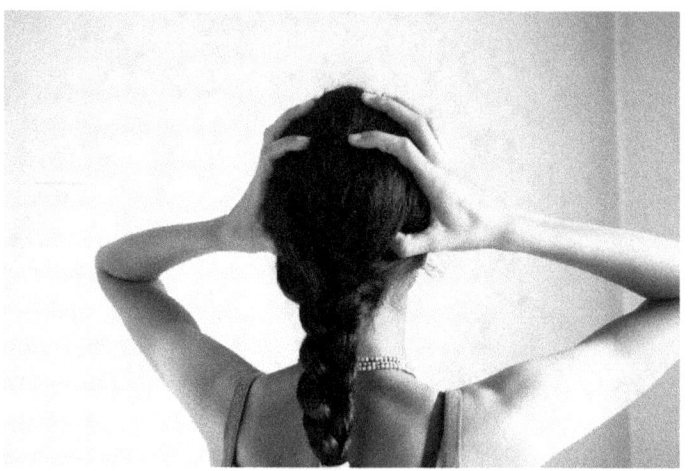

Scheitel-Klopfen

Klopfen Sie als Nächstes 30-Mal leicht auf Ihren Scheitel oder die Schädeldecke. Das Bild ist selbsterklärend. Sie sollten zu einem angenehmen, aber festen Klopfen finden und dieses anwenden. Auch, wenn Ihnen diese Bewegungen „albern", „komisch" oder „lustig" vorkommen, sind all diese Techniken extrem nützlich für jeden, der lernen möchte, wie man sie täglich anwendet.

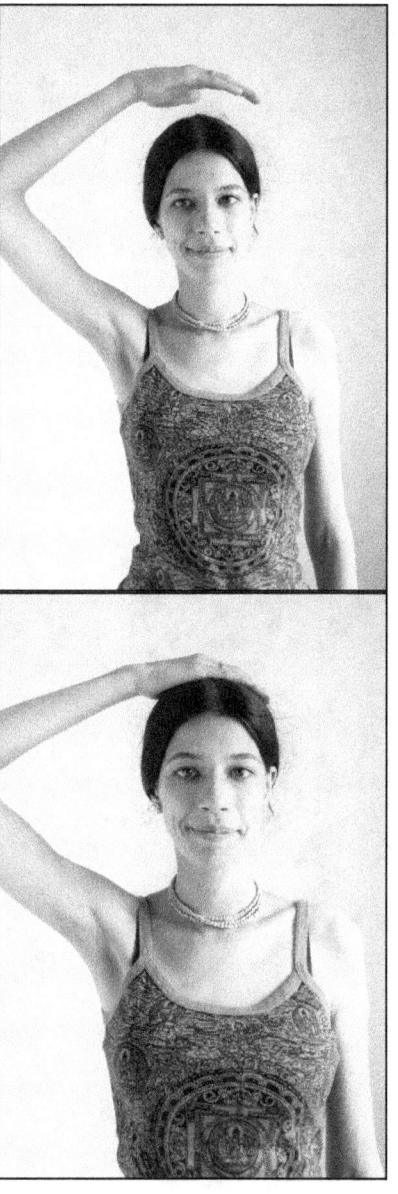

Gesicht Waschen

Der Name dieses Abschnitts der Qi-Massage erklärt sich von selbst. Sie müssen nur die Bewegungen nachmachen, die man beim „Waschen des Gesichts" mit den Händen macht. Das Bild unten und das Video helfen Ihnen, falls Sie sich im Bewegungsablauf unsicher sind. Machen Sie diese „Gesicht Waschen"-Bewegungen 30-mal.

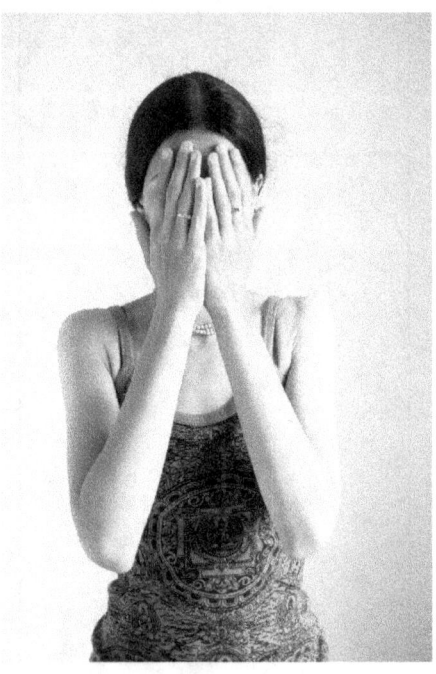

Dieser Abschnitt der Gesichtsmassage kann dazu verwendet werden, das Gehirn zu beleben und neue Frische zu erlangen, indem Sie sich darauf konzentrieren, den Geist zu fokussieren und zu beruhigen. Diese Technik kann auch zur Prävention und Behandlung von Kopfschmerzen, Schwindel, Schlaflosigkeit, Vergesslichkeit und Gesichtslähmungen verwendet werden. Langfristig gibt es Indizien, dass sie die Intelligenz und die allgemeine Gehirnfunktion verbessert.

II. Selbstmassagetechnik für die Augen

Wie Sie wahrscheinlich wissen, ist der Bereich um die Augen sehr empfindlich, wenn er stark gedrückt wird. Denken Sie also daran, die Druckintensität in diesem Bereich und an anderen empfindlichen Stellen anzupassen. Der Druck sollte nicht zu stark, aber auch nicht zu schwach sein - seien Sie einfach aufmerksam und finden Sie die für Sie richtige Intensität des Drucks.

1. Blase 2

Massieren Sie zunächst den Akupunkturpunkt Blase 2. Wie Sie sehen, befindet sich der Akupunkturpunkt Blase 2 am Ansatz der jeweils linken und rechten Augenbraue. Mit den Fingern zu kneten ist meist die beste Massagetechnik für diesen Punkt. Massieren Sie ihn 50- bis 60-mal oder mehr, bis Sie Linderung von Druck und Schmerz spüren.

Überschreiten Sie 100 Wiederholungen innerhalb einer Massagesitzung nicht.

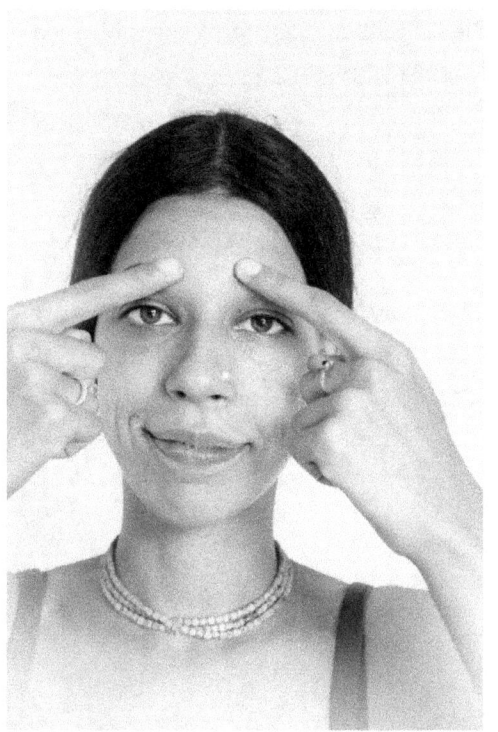

2. Blase 1

Wie schon der letzte Punkt, befindet sich Blase 1 an einer Stelle, die man leicht findet: dem Augenwinkel. Benutzen Sie Ihre Fingerspitzen. Massieren Sie ihn 50- bis 60-mal (oder so lange, bis Sie sofortige Linderung von Druck, Schmerz, usw. spüren).

Überschreiten Sie 100 Wiederholungen innerhalb einer Selbstmassagesitzung nicht.

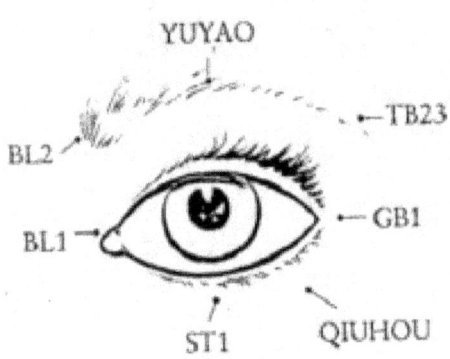

3. Magen 1

Gehen Sie weiter zum Akupunkturpunkt Magen 1 (engl. Stomach -> ST 1). Wie Sie auf dem letzten Bild sehen können, befindet sich Magen 1 auf der Zentrallinie unter der Mitte des Auges, bei der Vertiefung um das Unteraugenloch.

Stimulieren Sie diesen Punkt 50- bis 60-mal; drücken und kneten Sie ihn mit Ihren Fingerspitzen. Die Massage von Magen 2 hilft sehr gut bei Augenproblemen wie Müdigkeit oder Brennen.

4. Orbit Wrap (Augenhöhle)

Diese Behandlung der Augenhöhle spricht verschiedene Akupunkturpunkte an, die Sie nacheinander massieren werden. Es ist relativ kompliziert, die Bewegung in Textform detailliert zu beschreiben. Deshalb hab ich mehre Bilder eingefügt. Vergessen Sie auch nicht das Video, das Sie hier finden (http://eepurl.com/5nCWD). Das Video wird Ihnen dabei helfen, die Bewegung im Detail zu verstehen.

Glücklicherweise ist auch dieser Teil der Qigong Selbstmassage, wie alle anderen Abschnitte der Behandlung, einfach zu verstehen und anzuwenden. Wir behandeln die vier Punkte, einen nach dem anderen und lassen den Augenbrauen Orbit Wrap folgen. Sie sollten auf jedem Akupunkturpunkt drei Sekunden lang verweilen.

Der vollständige Orbit Wrap sollte 20- bis 30-mal während der Massagebehandlung wiederholt werden:

1.

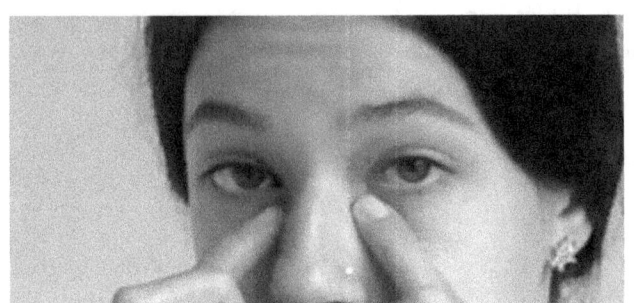

2.

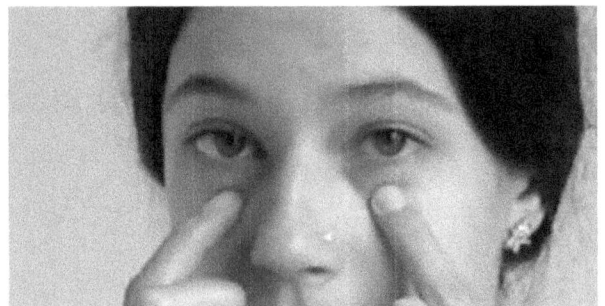

3.

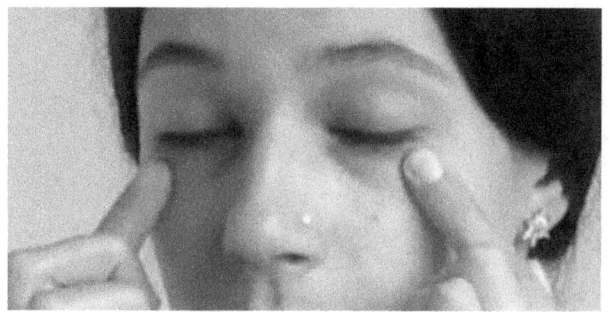

4.

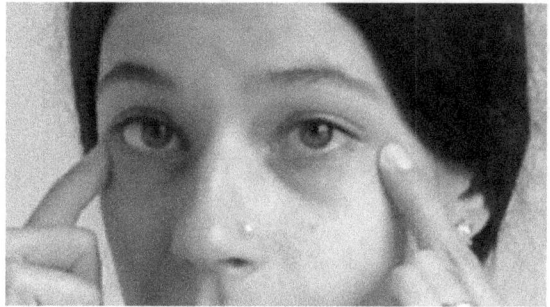

5.

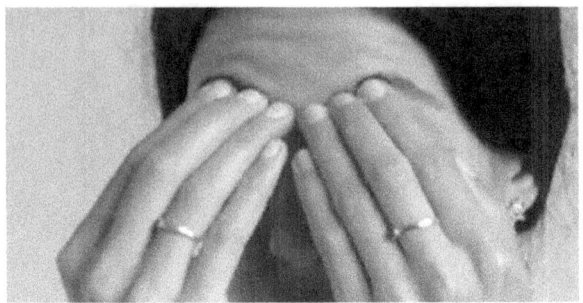

6.

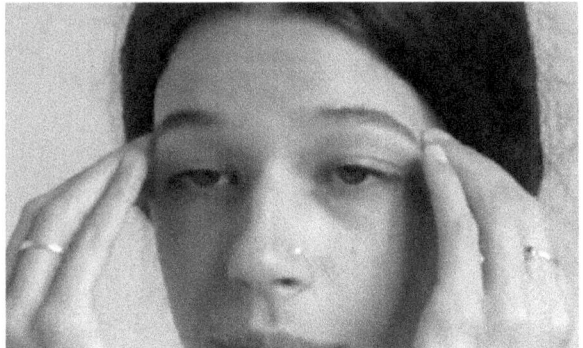

5. Wärmen Sie Ihre Augen auf

Der nächste Abschnitt ist einfach und für einige Menschen eine ganz natürlich Bewegung. Reiben Sie einfach Ihre Hände, bis sie warm sind. Wenn sie richtig warm sind, legen Sie Ihre Hände für 20 bis 30 Sekunden über Ihre Augen.

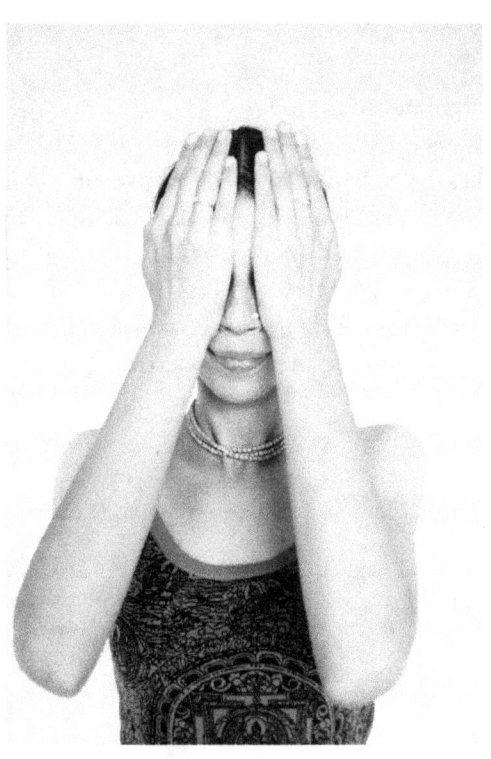

III. Qigong Selbstmassagetechniken für das Gesicht

1. Schläfenmassage

Diese Art der Massage kann man oft als natürliche Maßnahme bei Menschen beobachten, die an Kopfschmerzen, Müdigkeit, usw. leiden. Sie sieht zwar einfach aus, ist aber sehr heilsam, vor allem, wenn sie regelmäßig als Teil einer vollständigen Qigong Selbstmassage Anwendung praktiziert wird.

Kneten Sie den Schläfenbereich 100-mal.

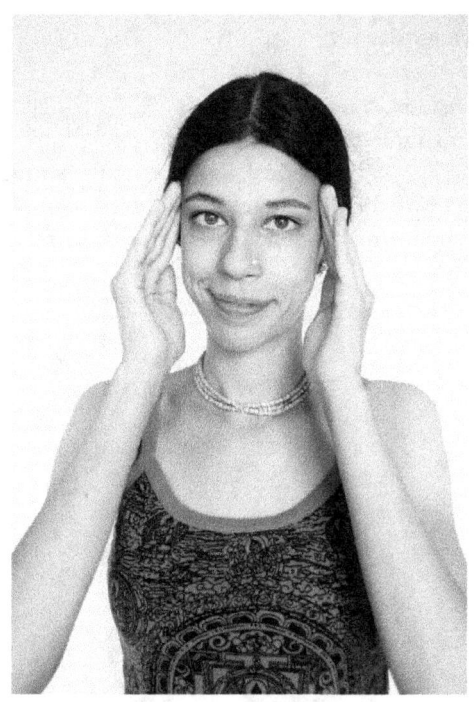

Die Selbstmassage der Augen kann Kurzsichtigkeit, Sehtrübung, grünen Star, Störungen des Sehnervs, Atrophie und andere Augenkrankheiten vorbeugen und behandeln; sie entspannt auch die Augen nach einer stundenlangen Autofahrt, ergiebigem Lesen und langen Zeiträumen vor dem Bildschirm.

2. Gesichtsnerv

Drücken und kneten Sie zunächst den Akupunkturpunk Dickdarm 20. Dieser Punkt befindet sich, wie Sie sehen, am Nasenansatz (Mittellinie der Nasenlöcher zu beiden Seiten). Benutzen Sie zwei Finger und reiben Sie mit festem Druck zwischen 50- und 100-mal.

Manche Menschen sind in diesem Bereich sehr empfindlich. Seien Sie sich dessen bewusst, wenn Sie es das erste Mal ausprobieren.

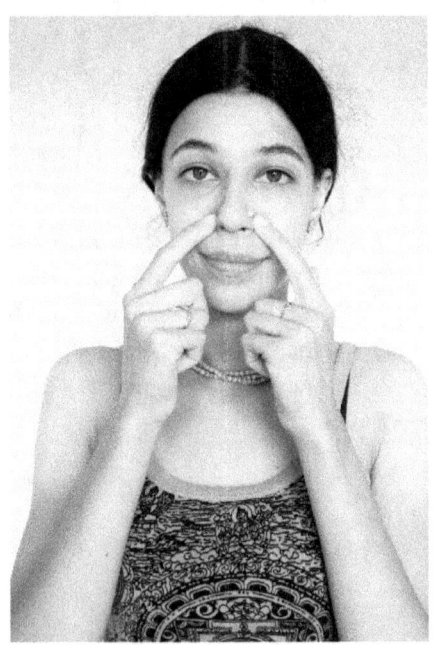

3. Seite der Nase - Mittlerer Druck

Dieser nächste Abschnitt bedient sich auch einer Reibebewegung, die mit den Fingern ausgeführt wird. Im Video werden mehr Details gezeigt, aber dieses Bild sollte für den Anfang genügen. Drücken und kneten Sie einfach den mittleren Teil der Nase in einer kreisförmigen Bewegung, wie sie oben gezeigt wird.

Wiederholungen: 50 bis 100.

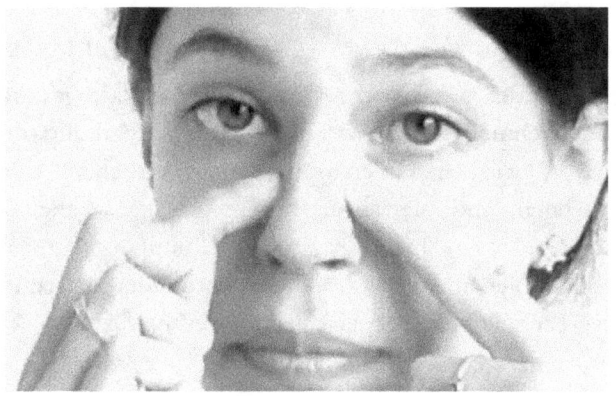

4. Seite der Nase - Reiben

Als Nächstes reiben Sie einfach nur die Seiten der Nase. Unter Umständen stellen Sie fest, dass sich die Seiten Ihrer Finger besser dafür eignen, als der weiche Teil der Finger. Probieren Sie beides aus und finden Sie das, was am besten für Sie funktioniert.

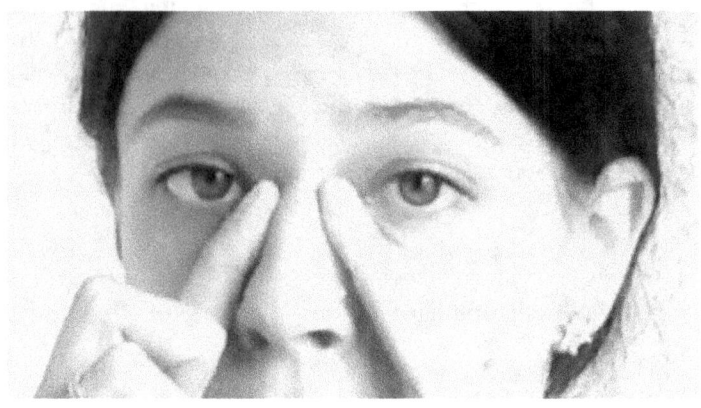

Dieser Teil der Qigong Selbstmassage kann unangenehmen Nebeneffekten von Erkältung und Allergie, wie einer verstopften oder laufenden Nase, vorbeugen und sie sogar heilen. Er kann auch bei Allergien, Juckreiz, Schnupfen und Nebenhöhlenentzündung helfen; besonders heilsam ist diese Technik bei einer stark verstopften Nase.

IV. Selbstmassage der Ohren

Am meisten Nutzen bringt dieser Teil der Qi Selbstmassage, wenn er in mehreren aufeinanderfolgenden Kreisläufen ausgeführt wird. Dabei werden einige Akupunkturpunkte angeregt. Drücken Sie zunächst die Punkte um die Ohren, wie Sie sie auf dem Bild sehen; jeweils 20- bis 30-mal.

Machen Sie mindestens vier Kreisläufe dieser Ohrenmassage und verwenden Sie die gezeigten Akupunkturpunkte. Normalerweise sollten Sie während einer Qigong Selbstmassagebehandlung nicht mehr als 8 Durchläufe machen. Nur, um das nochmal klarzustellen: ein Durchlauf besteht aus 20 bis 30 Wiederholungen auf den vier Akupunkturpunkten, die Sie unten sehen.

Dreifach-Erwärmer 21 (TH 21)

Den ersten Punkt, den wir lokalisieren und behandeln müssen ist der Dreifach-Erwärmer 21 (engl.

Triple-Warmer oder Triple-Heater -> TH 21) am Rand des Ohres neben dem Schläfenbereich.

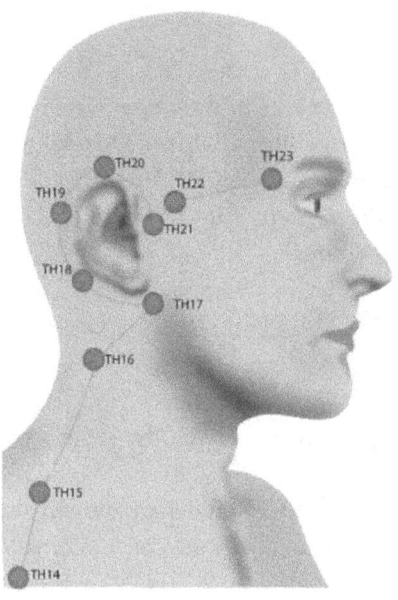

Akupunkturpunkte auf dem Dreifach-Erwärmer-Meridian

Dünndarm 19 (SI 19)

Der folgende Akupunkturpunkt befindet sich ganz in der Nähe des schon erwähnten *Dünndarm 19* (engl. Small Intestine -> SI 19), der sehr nahe am

Akupunkturpunkt Dreifach-Erwärmer 21 liegt. Wie Sie auf dem Bild unten sehen können, befindet sich der Dünndarm 19 genau unterhalb der inneren Linie der Ohrmuschel. Unsere bewährte Methode zum Finden der Akupunkturpunkte wird Ihnen helfen, beide Punkte zu lokalisieren, trotz der unmittelbaren Nähe zwischen ihnen.

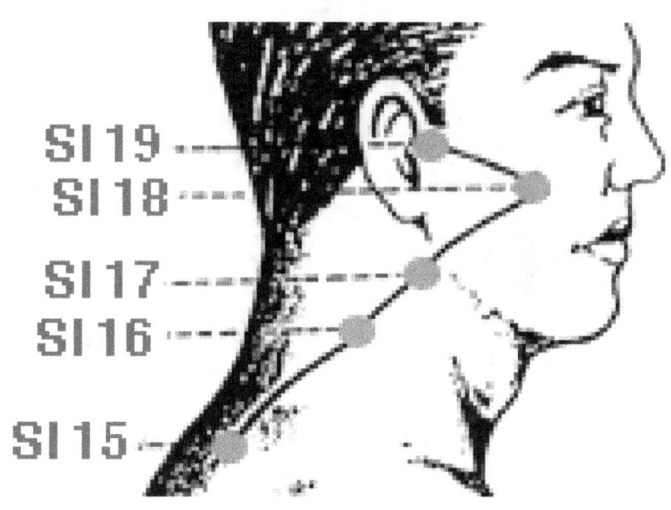

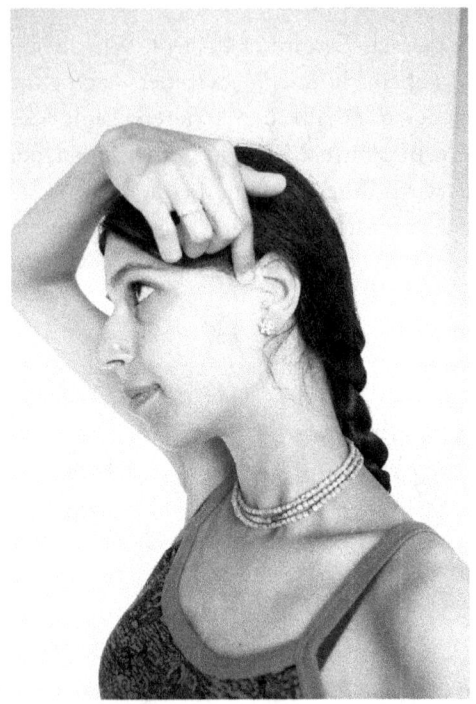

Druckpunkte auf dem Dünndarm-Meridian

Gallenblase 2 (GB 2)

Der Akupunkturpunkt *Gallenblase 2* befindet sich am gegenüberliegenden Punkt des Ohrs, am unteren Rand. Beachten Sie die Bilder, das Video und die schon beschriebene Methode zur Lokalisierung und Sie werden ihn ohne Probleme finden.

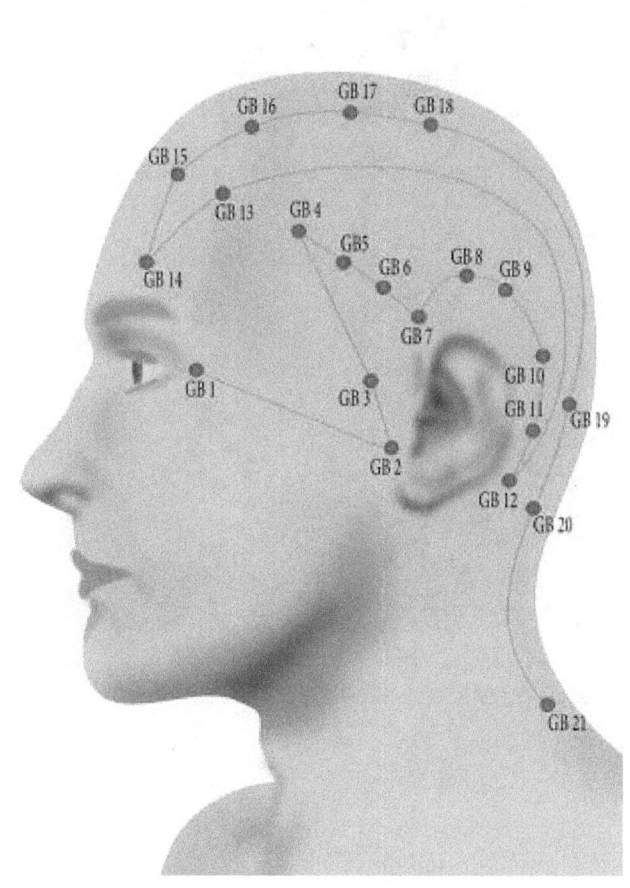

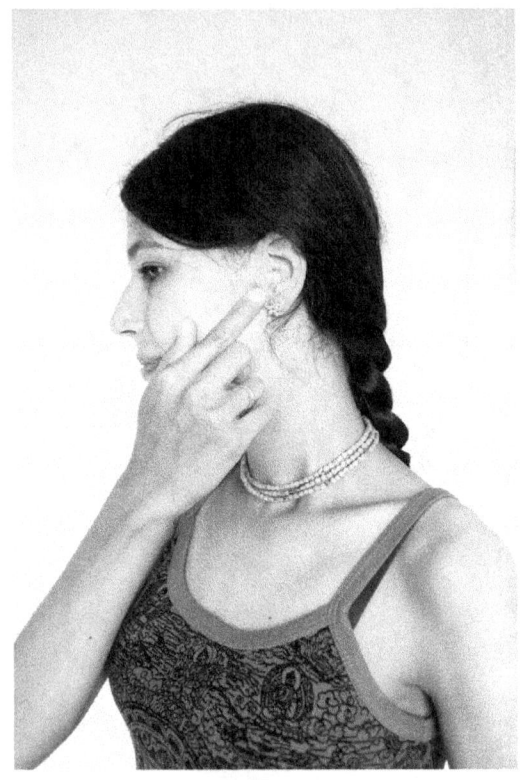

Druckpunkte auf dem Gallenblasen-Meridian

Dreifach-Erwärmer 17 (TH 17)

Der nächste Punkt, der *Dreifach-Erwärmer 17*, befindet sich am unteren Rand der Ohrmuschel, etwas hinter dem Ohr.

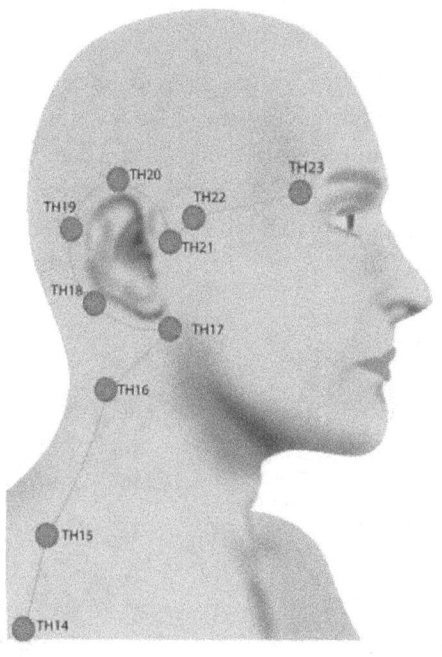

Akupunkturpunkte auf dem Dreifach-Erwärmer-Meridian

Wieder müssen Sie alle diese Akupunkturpunkte in einem Kreislauf massieren. Jeder der vier Punkte um die Ohren sollte 20- bis 30-mal massiert werden.

Ohrenrubbeln

Da Sie die Vitalität der schon angewendeten Qigong Massagetechniken spüren können, wird es nun Zeit für Anwendungsbewegungen, die einige Menschen zunächst als unangenehm empfinden. Wenn Sie zu denen gehören, versuchen Sie es bitte trotzdem; Sie werden den Nutzen unmittelbar spüren.

Reiben Sie einfach Ihre Ohrläppchen 30- bis 50-mal mit festem, aber nicht schmerzhaftem Druck.

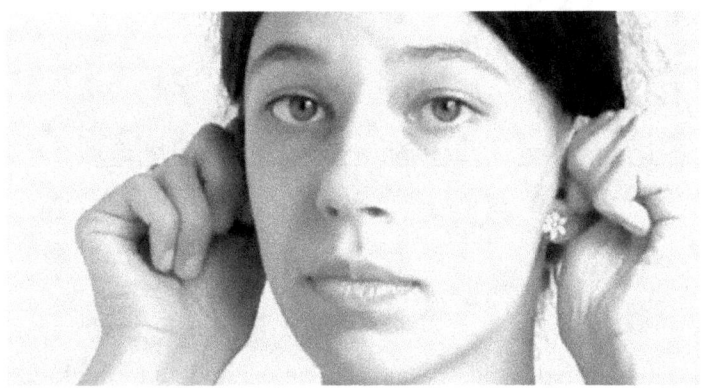

Schnipsen mit bedeckten Ohren

Diese Übung besteht aus zwei Elementen - einer Position und einer Bewegung. Zuerst sollten Sie die Ohren abdecken, wie es auf dem Bild gezeigt wird, indem Sie einfach so tun, als ob Sie sich vor lauten Geräuschen schützen wollten. Schnipsen Sie dann mit dem Mittelfinger und dem Zeigefinger etwa 20- bis 30-mal.

Wenn sie stark drücken und Ihre Ohren während des Schnipsens verschließen, wie es auf dem Bild und im Video (http://eepurl.com/5nCWD) gezeigt wird, werden Sie feststellen, dass mit dieser Technik ein ganz besonderes Geräusch erzeugt wird. Dieses Geräusch ist sehr heilsam und massiert die inneren Bestandteile der Ohren, jene, die auf keine andere Weise erreicht werden können.

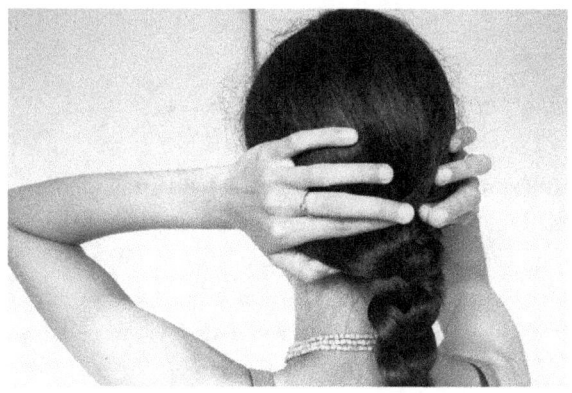

Das Tor zum Ohr reiben

Als Nächstes wenden wir ein Reiben im Bereich an, der „das Tor zum Ohr" genannt wird. Benutzen Sie den Zeigefinger, weil das meist am einfachsten und praktischsten ist. Reiben Sie vor den Ohren etwa 20- bis 30-mal, bis sich ein Gefühl von starker Hitze einstellt.

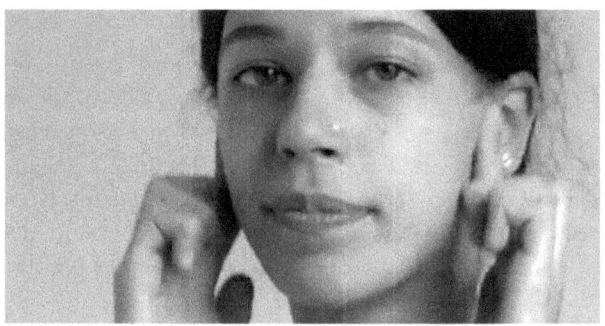

Ohrendruck

Und zum Schluss der Qigong Selbstmassage der Ohren, wird Druck im Inneren des Ohres aufgebaut. Genau wie die vorher beschriebene „Schnipsen mit Bedeckten Ohren"-Technik, ist dies eine sehr effektive Massagetechnik für die inneren Teile des Ohres, die so wichtig sind, aber sonst unerreichbar bleiben.

Legen Sie Ihre Handflächen auf Ihre Ohren und drücken Sie kräftig. Setzen Sie die Ohren unter Druck und entspannen Sie sie wieder; 20- bis 30-mal.

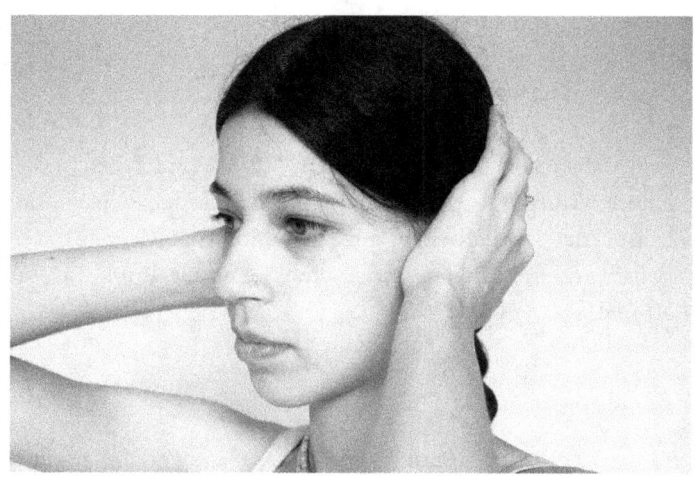

Damit ist das Segment der Qigong Ohrenmassage abgeschlossen. Diese Methode kann Ohrenkrankheiten und Hörproblemen vorbeugen und sie behandeln oder zur allgemeinen Ohrenpflege dienen. Wir wissen alle, wie sehr das Leben jedes Mannes und jeder Frau von gesundem Hörvermögen beeinflusst ist. Das Einzigartige an den hier vorgestellten Techniken ist, dass sie Krankheiten und Störungen der Ohren vorbeugen können und den Heilungsprozess vieler behandelbarer Gesundheitsprobleme der Ohren beschleunigen können.

V. Die Qigong Selbstmassage im Brustbereich

1. REN 17

Drücken und kneten Sie zunächst den Akupunkturpunkt Ren 17. Ren 17 befindet sich in der Mitte des Brustbeins auf der Linie zwischen den Brustwarzen. Drücken und kneten Sie diesen Punkt 30- bis 50-mal.

Dieser Akupunkturpunkt ist sehr unempfindlich und eignet sich hervorragend um die Energiekanäle im Brustbereich zu öffnen. Dies ist der allgemeinen Gesundheit des Menschen sehr zuträglich, da zwei der wichtigsten Organe sich hier befinden: Die Lunge und das Herz.

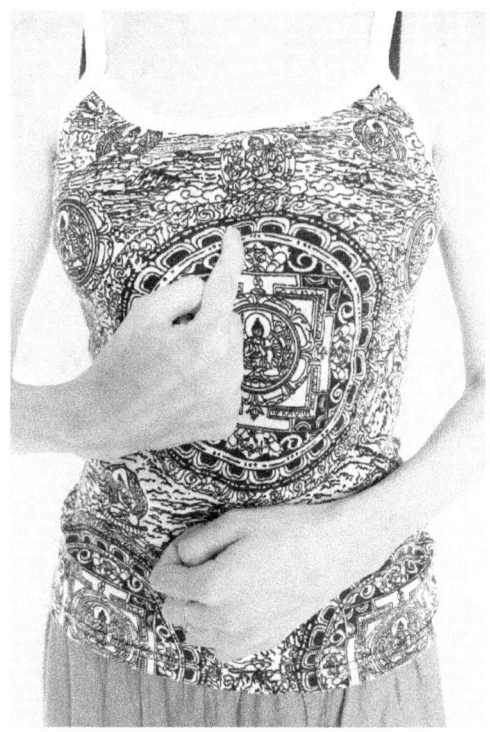

2. Lunge 1 (LU 1)

Als Nächstes wird der Akupunkturpunkt Lunge 1 (LU 1) massiert. Er ist der erste Akupunkturpunkt auf dem Lungenmeridian. Daher befindet er sich auf dem obersten und äußersten Teil der Brust, drei Fingerbreit unter dem Schlüsselbein.

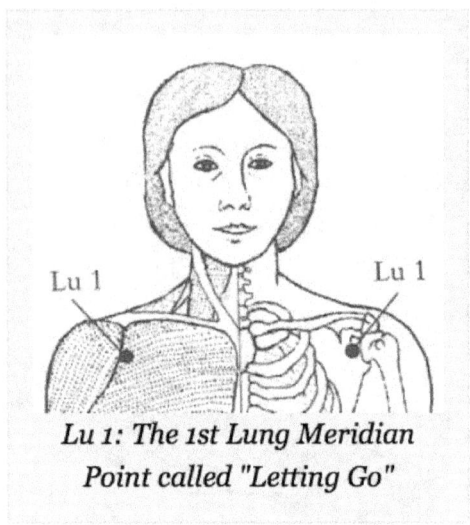

Lu 1: The 1st Lung Meridian Point called "Letting Go"

LU1: Der erste Punkt auf dem Lungenmeridian heißt „Loslassen"

Abgesehen von physischer Heilung, kann dieser Akupressurpunkt auch geistige Heilung und Linderung von mentalen Leiden fördern; vor allem das Loslassen von Trauer. Trauer ist eine natürliche Reaktion auf den Verlust einer geliebten Person, einer Situation oder von Besitz; sie ist im Leben unvermeidbar. Aber manchmal befinden wir uns in einem Kreislauf der Trauer, der uns alles andere als einen reichen und gesunden Zustand von Geist und Körper bringt.

Sie können diesen Punkt der Qigong Selbstmassage unabhängig verwenden, immer, wenn Sie jemandem helfen wollen oder müssen, der an Trauer durch den Verlust einer Person oder einer Sache leidet. Dieser Akupressurpunkt öffnet und fördert den Trauerprozess - das Qi, das durch die Trauer in diesem Bereich blockiert ist, beginnt wieder zu fließen und entkommt so dem Kreislauf. Aus der Stagnation auszubrechen hilft Menschen sehr dabei, leichter „loszulassen" und gut darüber hinweg zu kommen. Trauern ist emotionale Reinigung; Weinen öffnet den Atem, hilft Ihnen loszulassen und revitalisiert Ihren Geist.

Massieren Sie, wie auf dem Bild gezeigt. Drücken und kneten Sie diesen Akupunkturpunkt Lunge 1 zwischen 30- und 50-mal.

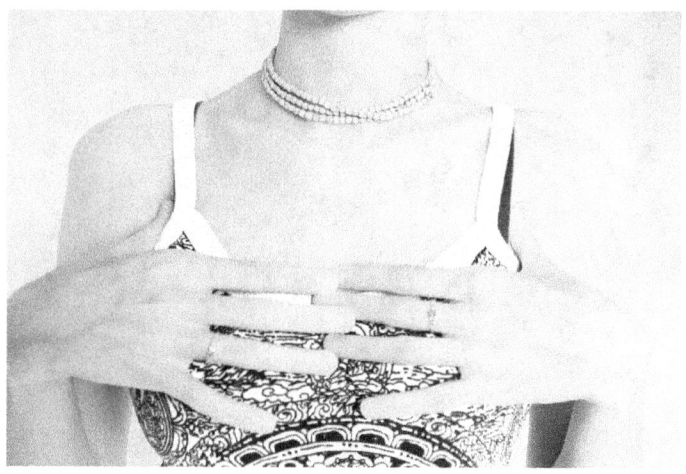

3. Magen 18 (ST 18)

Der nächste Punkt ist Magen 18, oder der 18. Punkt auf dem Magen-Meridian. Er befindet sich unterhalb der Brust, genauer gesagt unterhalb der Brustwarzen, am Ansatz Ihrer Brust oder Ihrer Brustmuskeln. Sie können diesen Punkt unabhängig vom vollständigen Qigong Massageprogramm massieren, wenn Sie unter Brustschmerzen oder heftigem Husten durch Asthma leiden. Wenn Sie das richtig und regelmäßig machen, wird es Ihnen Linderung verschaffen.

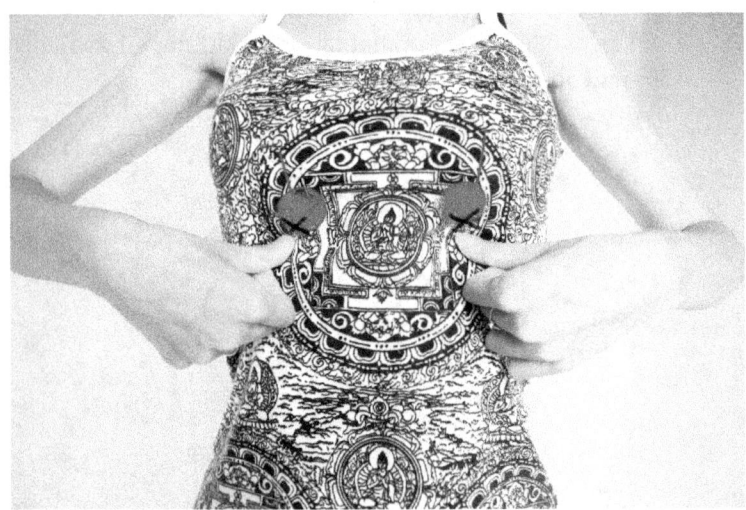

Drücken und kneten Sie mit Druck, wie es gezeigt wird, 30- bis 50-mal.

4. Den Brustmuskel Greifen

Im nächsten Teil dieser Qigong Massage benutzen wir keinen Fingerdruck und kein Kneten. Greifen Sie den Brustmuskel (den oberen Brustbereich, wo sich LU 1 befindet) und heben Sie ihn von der Mitte auswärts an. Das kann schmerzhaft sein. Finden Sie also die richtige Druckstärke und atmen Sie tief.

Sie können den Brustmuskel drei- oder viermal greifen, wie es auf dem Bild gezeigt wird.

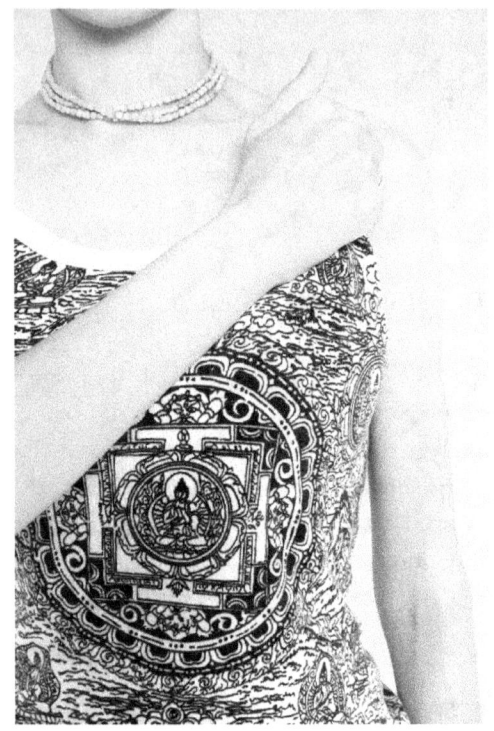

5. Tätscheln der Brust

Als Nächstes lernen wir das Tätscheln und seine Anwendung. Benutzen Sie Ihre Finger oder Fingerspitzen. Sie sollten entlang des Brustbeins, vom oberen zum unteren Ende, klopfen. Am besten machen Sie 20 bis 30 Wiederholungen.

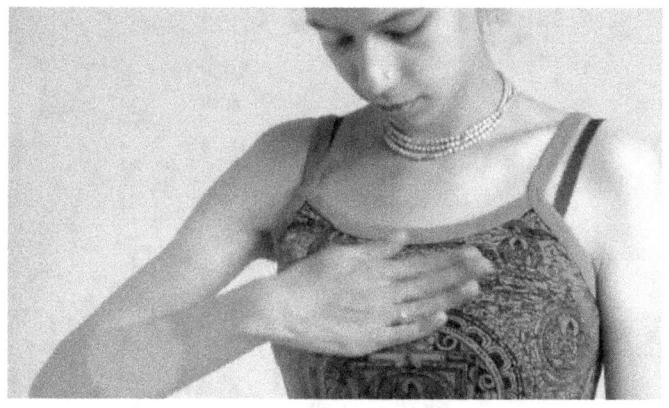

6.   Die Brust reiben

Reiben Sie Ihren Brustmuskel in einer kreisförmigen Bewegung und mit Druck der Handflächen; denken Sie daran, dass es besser ist, die harten Bereiche Ihrer Handfläche zu benutzen, als die Weichen. Beginnen Sie auf der Mittellinie Ihrer Brust und reiben Sie diagonal zum Schulteransatz. Wiederholen Sie dies 20-mal auf jeder Seite, bis sich ein warmes Gefühl einstellt.

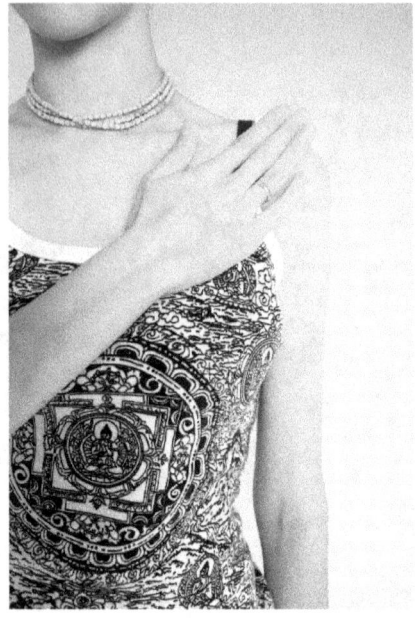

All diese Druckpunkte können auch unabhängig voneinander behandelt werden, falls das notwendig ist. Es gibt effektive Techniken, Schmerzen in der Brust beim Atmen vorzubeugen oder zu heilen, Asthma zu heilen und Druck oder Engegefühl in der Brust nach Husten o.ä. zu lindern.

Eigentlich geht es gar nicht anders, aber achten Sie trotzdem darauf die rechte Seite der Brust mit der linken Hand und die linke Seite mit der rechten Hand zu massieren.

VI. Selbstmassage des Bauches

Dieser Abschnitt der Qigong Selbstmassage beschäftigt sich mit der Behandlung verschiedener wichtiger Akupunkturpunkte, die sich auf Ihrem Bauch befinden und die Gesundheit der Organe in diesem wichtigen Bereich des Körpers fördern.

1. Konzeptionsgefäß CV 12 bis REN 12

Kneten Sie zunächst den Akupunkturpunkt REN 12. Dieser machtvolle Punkt befindet sich genau in der Mitte zwischen Nabel und Brustbein, wie Sie auf dem Bild sehen können.

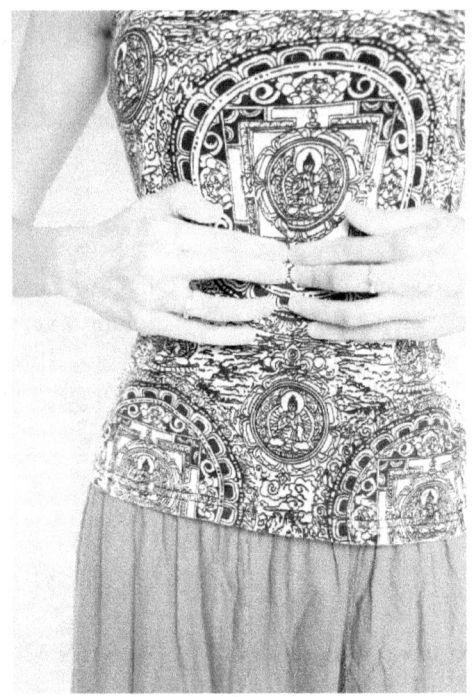

Drücken und kneten Sie diesen Punkt 30- bis 50-mal in einer kreisförmigen Bewegung mit Ihren Fingern. Dieser Akupunkturpunkt REN 12 ist besonders hilfreich, wenn Sie sich Linderung von verschiedenen Problemen des Verdauungstraktes, sowie von Migräne und Kopfschmerzen erhoffen.

2. Magen 25 (ST 25)

Magen 25 (ST 25) ist tatsächlich der 25. Punkt auf dem Magenmeridian. Er befindet sich auf der Nabellinie, in der Mitte zwischen dem Nabel und der Linie der Brustwarzen. Auf dem Bild und im Video (http://eepurl.com/5nCWD) können Sie den Punkt genau sehen.

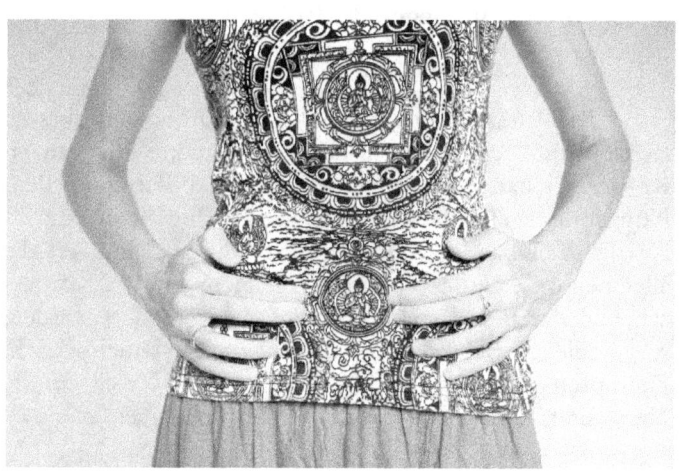

    Er steht mit allen Arten von Darmproblemen, wie Verstopfung, Durchfall, Ruhrerkrankungen, Blasendehnung u.a. in Verbindung. ST 25 ist auch hilfreich bei unregelmäßiger Menstruation,

Menstruationsschmerzen, Fibröse, Zysten, Fruchtbarkeitsproblemen und Leukorrhöe.

Man sollte den ST 25 etwa 20- bis 30-mal kneten und dabei Druck mit den Fingerspitzen ausüben.

3. Konzeptionsgefäß REN 6

REN 6 ist der nächste Akupunkturpunkt in diesem Bereich und einer der wichtigsten Punkte im ganzen Körper. Es handelt sich hierbei um den 6. Punkt auf dem Konzeptionsgefäß-Meridian, der die Qi-Energie im ganzen Körper nutzbar machen kann. Dadurch kann er die allgemeine Gesundheit und das Energieniveau des Körpers erheblich verbessern und er sollte auch massiert werden, wenn die Person unter Schmerzen im Bauchbereich, Krämpfen, übermäßigem Harndrang, Erschöpfung, Nervosität, Rastlosigkeit und/oder Schlaflosigkeit leidet.

REN 6 befindet sich etwa zwei Fingerbreit unter dem Nabel. Drücken und kneten Sie den Punkt 30- bis 50-mal und wiederholen Sie den Vorgang immer, wenn Sie mehr Energie brauchen.

.

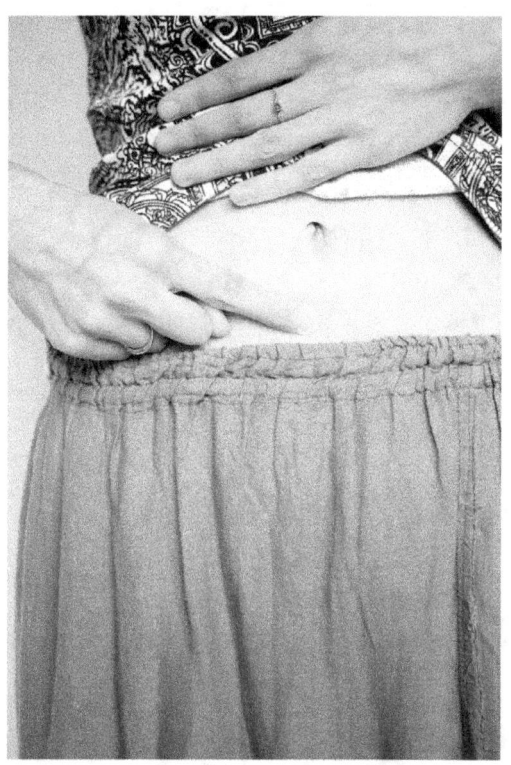

4. Konzeptionsgefäß CV 4 - REN 4

Kommen wir zum REN 4, der auch *Guan-Yang* oder *Tan-Tian* genannt wird. Er befindet sich etwa drei bis fünf Fingerbreit unter dem Nabel.

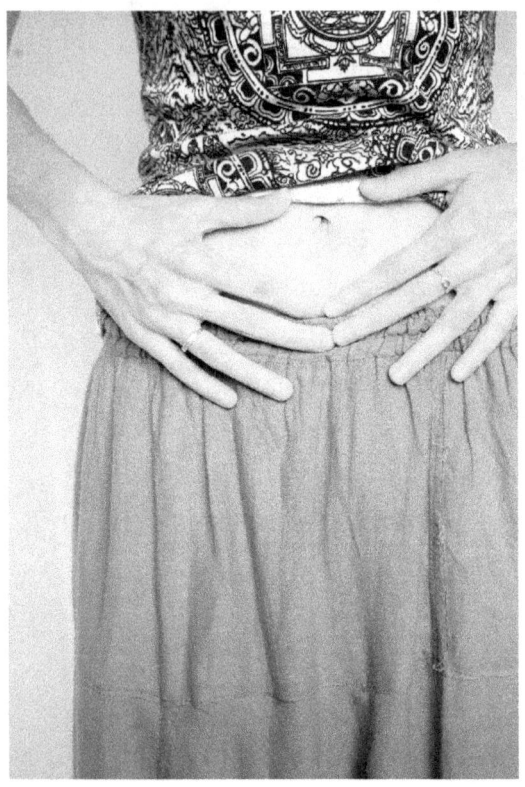

Zusätzlich dazu, dass dieser Punkt sehr wichtig für die Speicherung der Qi-Energie und für den Erhalt der Gesundheit und des allgemeinen Flusses der Lebensenergie ist, hilft dieser Akupunkturpunkt bei Menstruationsbeschwerden, verlängerten oder starken Blutungen, geistiger Anspannung, starken Blasenschmerzen und PMS.

Kneten und drücken Sie, wie Sie es auf dem Bild sehen, etwa 20- bis 30-mal pro Qigong Massagebehandlung.

5. Konzeptionsgefäß CV 3 - REN 3

Der nächste Punkt befindet sich etwas unterhalb von REN 4. Es kann ein bisschen schwierig sein, ihn zu finden, da er nur ein Fingerbreit unter REN 4 ist. Aber, wenn Sie die Anleitung befolgen ist es nicht schwierig, seine exakte Position zu bestimmen.

Massieren Sie ihn 30- bis 50-mal.

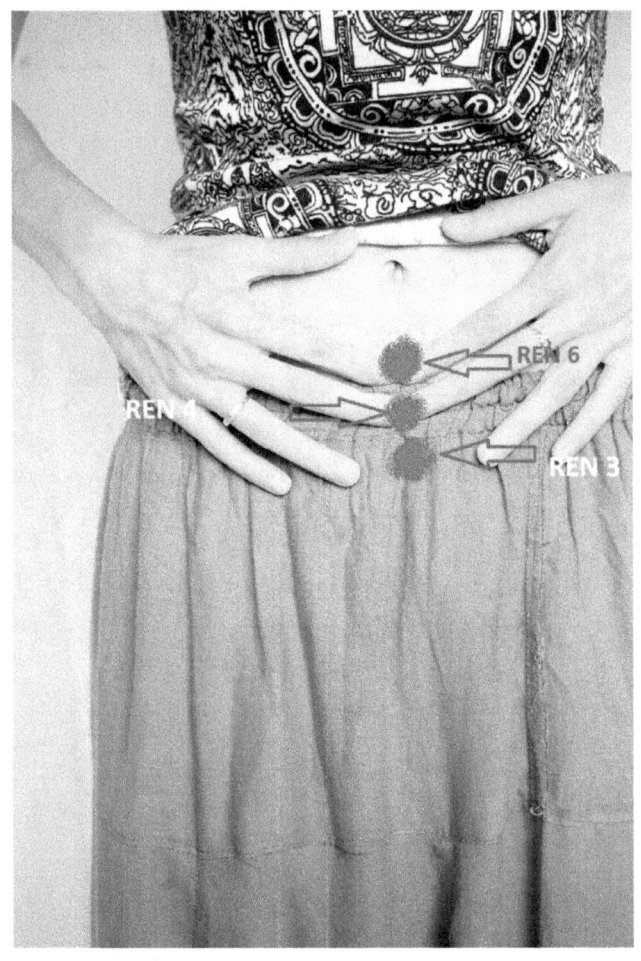

6.   Kreisförmige Massage des Bauches

Nun zur kreisförmigen Massage des unteren Bauchbereichs. Reiben Sie in einer kreisförmigen Bewegung mit Ihren Handflächen und massieren Sie so den Bauch ein bis drei Minuten lang. Frauen sollten die Bewegung im Uhrzeigersinn ausführen, Männer gegen den Uhrzeigersinn.

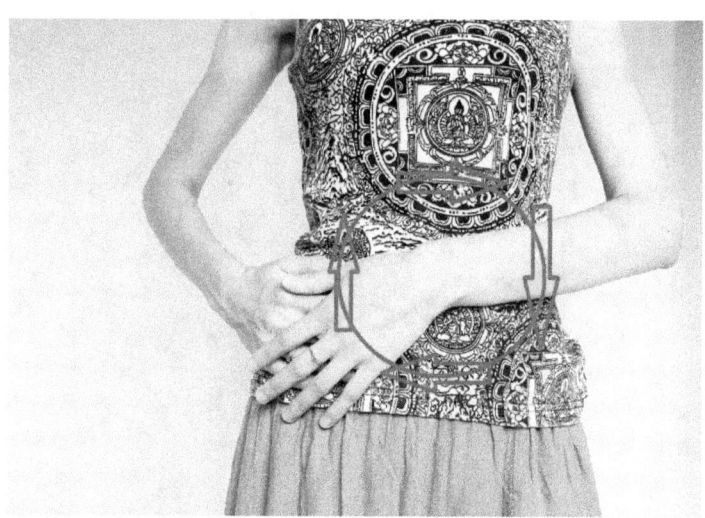

7. Magen 25 (ST 25)

ST 25 ist der nächste „Halt" auf unserer Reise. Die Stimulierung dieses Punktes ist etwas ungewöhnlich. Reiben Sie in einer Bewegung nach unten vom Bereich des Magen 25 zum Schambein hin. Wir empfehlen 30-mal.

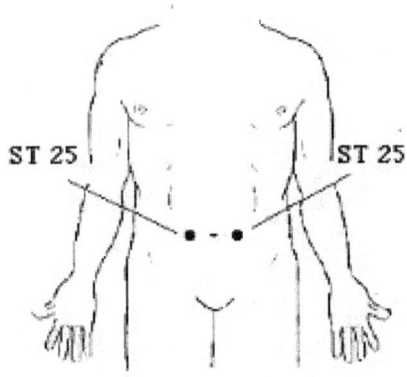

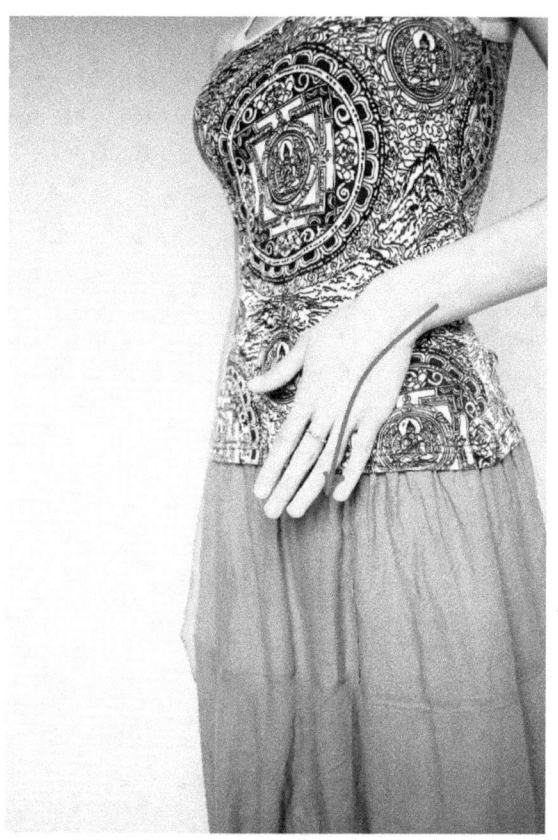

8. Das Hypochondrium

Nun folgt die Massage des Hypochondriums. In diesem Bereich finden sich verschiedene

Akupunkturpunkte, die unter den Rippen zu lokalisieren sind. Verwenden Sie für diese Massage einen festen Reibedruck und eine kreisförmige oder von oben nach unten gehende Bewegung.

Wir empfehlen 30 Wiederholungen und die achtsame stufenweise Erhöhung des Reibedrucks, bis zu einem tiefgehenden oder starken Druck.

Epigastrische Region   Linke hypochondrische Region

Rechte hypochondrische Region   Nabelgegend

Rechter seitlicher (Lumbar-)Bereich (Flanke) Linker seitlicher (Lumbar-)Bereich (Flanke)

Rechte (inguinale) Beckengegend   Linke (inguinale) Beckengegend

Suprapubische (hypogastrische) (Becken-)Gegend

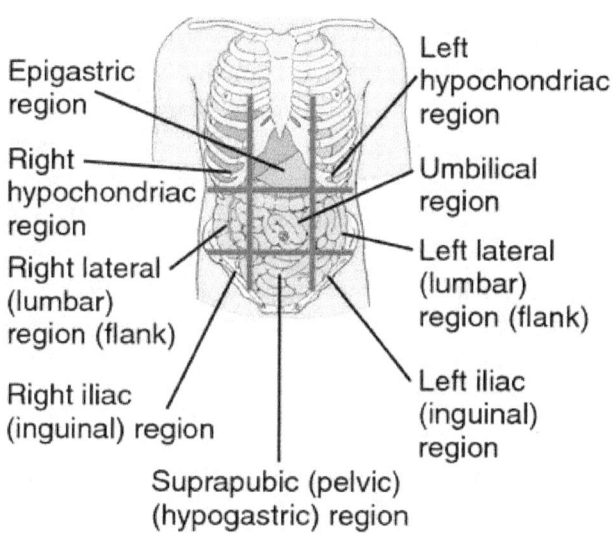

Epigastric region

Left hypochondriac region

Right hypochondriac region

Umbilical region

Right lateral (lumbar) region (flank)

Left lateral (lumbar) region (flank)

Right iliac (inguinal) region

Left iliac (inguinal) region

Suprapubic (pelvic) (hypogastric) region

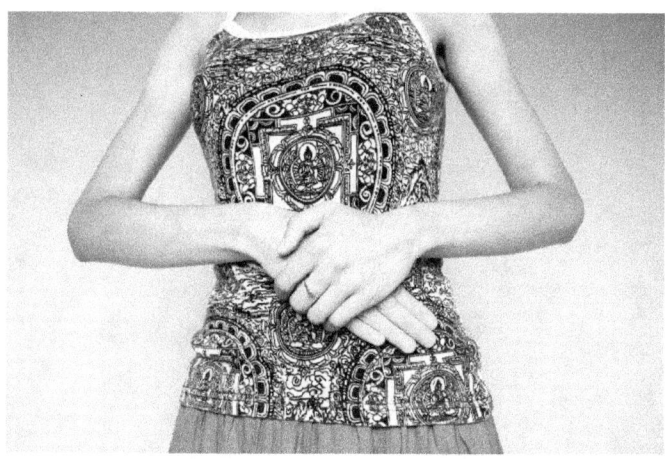

Die Massage im Bauchbereich ist sehr wichtig und sollte regelmäßig ausgeführt werden. Sogar, wenn Sie keine Schmerzen oder Störungen in Bezug auf den Bauch oder die Organe in diesem Bereich haben. Die richtige Anwendung dieser Technik wird Sie gegen praktisch jede Krankheit, die diesen Bereich des Körpers betreffen könnte, widerstandsfähig machen. Wenn Ihr Magen und Ihr Bauch vollkommen gesund sind, beugt diese Massage Störungen und dem Ausbruch von Krankheiten vor.

Aber, wenn Sie unter Gesundheitsproblemen und Krankheiten leiden, die mit dem Bauch in Verbindung stehen (die Liste der möglichen Krankheiten ist einfach zu lang, um sie hier aufzuschreiben), empfehlen wir, diesen Teil der Qigong Selbstmassage zweimal täglich (morgens und abends) oder auch dreimal am Tag (mit einer zusätzlichen Anwendung mittags) auszuführen.

VII. Die Qigong Meridian Selbstmassage des Nackens

Nun wenden wir uns dem Bereich des Nackens und des oberen Rückens zu. Sie wissen wahrscheinlich, dass viele Menschen in diesem Bereich Probleme haben. Es wird allgemein von einem „steifem Nacken" oder verspannten Schultern gesprochen, wenn der Schmerz und die Verspannung nicht mehr nur auf den Nacken beschränkt ist, sondern sich schon zum Kopf und zur Wirbelsäule hin ausgebreitet hat.

Zu den Ursachen und Heilmethoden verschiedener Gesundheitsprobleme, Schmerzen und Störungen, die mit dem Nacken, der Wirbelsäule und dem oberen Rücken in Verbindung stehen, sind in medizinischen Büchern und Studien bereits Tausende von Seiten geschrieben worden. Einige von Ihnen können hilfreich sein, genau wie unsere einfache und leicht zu lernende Qigong Selbstmassage mit außergewöhnlich wirksamer Heilkraft.

Fangen wir damit an, die Akupunkturpunkte zu lokalisieren, die massiert werden sollen:

- Gallenblase 20
- DU 16
- DU 14
- DU 12
- Blase 11
- Blase 12
- Blase 13

Jeder Punkt sollte 30-mal massiert werden.

Lassen Sie mich Ihnen zunächst helfen, all diese Punkte zu lokalisieren. Wie Sie wissen, sind alle Akupunkturpunkte empfindlich und viele sogar schmerzhaft, sodass Sie die richtige Druckstärke für Ihre Anwendung finden müssen. Wenn Sie den Lage-Fotos und Beschreibungen folgen, werden Sie keine Probleme haben, die genaue Position der verschiedenen Akupunkturpunkte auf Ihrem Körper zu finden und dann den richtigen Druck anzuwenden.

Gallenblase 20 (GB 20): Dieser Punkt wurde schon beschrieben, aber da wir ihn noch einmal massieren müssen, ist hier eine Beschreibung, wie er zu finden ist. Er befindet sich unter der Schädelbasis, in den Mulden an beiden Seiten des Halses, zwischen den zwei vertikalen Halsmuskeln.

Es gibt drei Punkte auf dem Gouverneursgefäß- oder DU-Meridian:

- DU 16
- DU 14
- DU 12

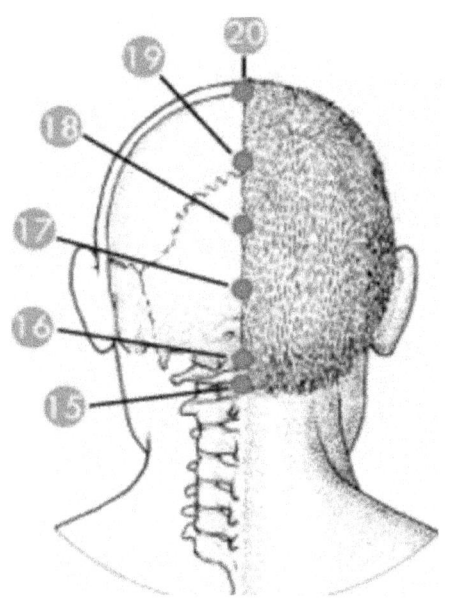

DU 16: Befindet sich 1cm direkt über der Mitte des hinteren Haaransatzes.

DU 14: Befindet sich auf dem hervorstehenden Teil des Nackenansatzes, direkt auf der Wirbelsäule. Die meisten Menschen haben an dieser Stelle zwei zusammengewachsene Wirbel, die hervorstehen.

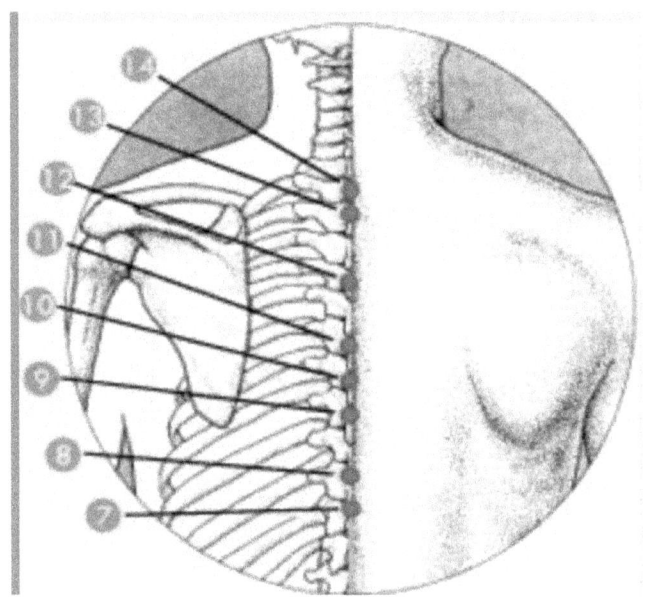

DU 12: Befindet sich vier bis fünf Fingerbreit unter DU 14, ebenfalls auf der Wirbelsäule.

Der nächste Akupunkturpunkt, Blase 11 (BL 11), befindet sich nur 1,5 Daumenbreiten von DU 12 entfernt.

Wir müssen nun drei Punkte auf dem Blasen-Meridian lokalisieren:

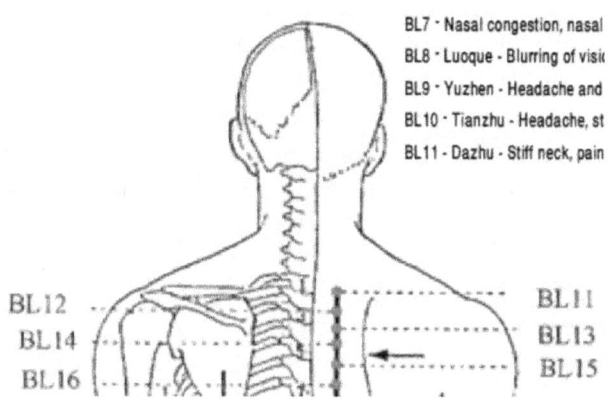

BL7 - Nasal congestion, nasal
BL8 - Luoque - Blurring of visic
BL9 - Yuzhen - Headache and
BL10 - Tianzhu - Headache, st
BL11 - Dazhu - Stiff neck, pain

BL12 BL11
BL14 BL13
BL16 BL15

Blase 11 (BL 11): Befindet sich 1,5 Daumenbreiten von DU 12 entfernt jeweils auf der linken und der rechten Seite.

Blase 12 (BL 12): Diesen Punkt finden Sie unter dem Akupunkturpunkt Blase 11, etwa einen Daumen weiter unten, auf der linken und der rechten Seite.

Blase 13 (BL 13): Auf ganz ähnliche Weise werden Sie den Punkt Blase 13 gleich unter dem Akupunkturpunkt

Blase 12 lokalisieren, etwa einen Daumen weiter unten, auf der linken und rechten Seite.

Wie gesagt, es ist nicht wichtig, die Lage des Akupunkturpunkt auf den Millimeter genau zu finden. Das ist sowieso fast unmöglich für jeden, der kein Akupunkturexperte ist, also machen Sie sich keine Gedanken. Viel wichtiger ist es, dass Sie mit Ihren Fingern und Händen die Akupunkturpunkte ungefähr lokalisieren und die Stelle massieren können. Sie werden auf jeden Fall den Bereich um die Akupunkturpunkte herum treffen, was auch die exakte Position des entsprechenden Punktes mit einschließen wird.

1. Beginnen Sie bei *Gallenblase 20* und drücken und kneten Sie mit beiden Händen. Spreizen Sie Ihre Finger, so dass Sie alle anderen Gallenblasenpunkte auf dem Kopf erreichen können.

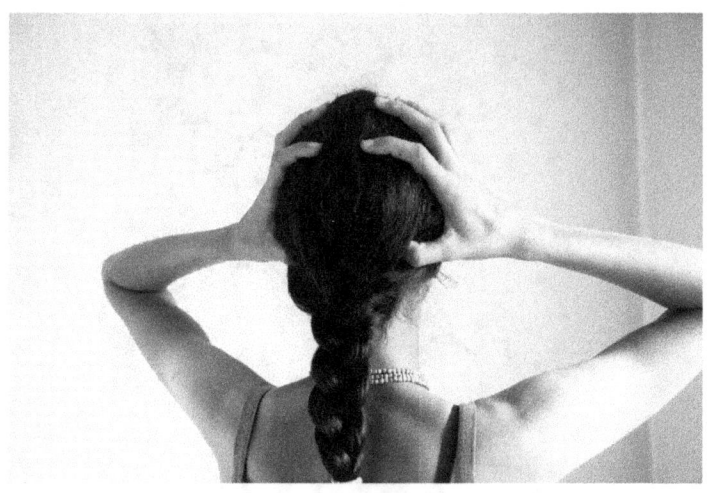

2. Drücken und Kneten Sie nun als Nächstes DU 14
    mindestens 30-mal.

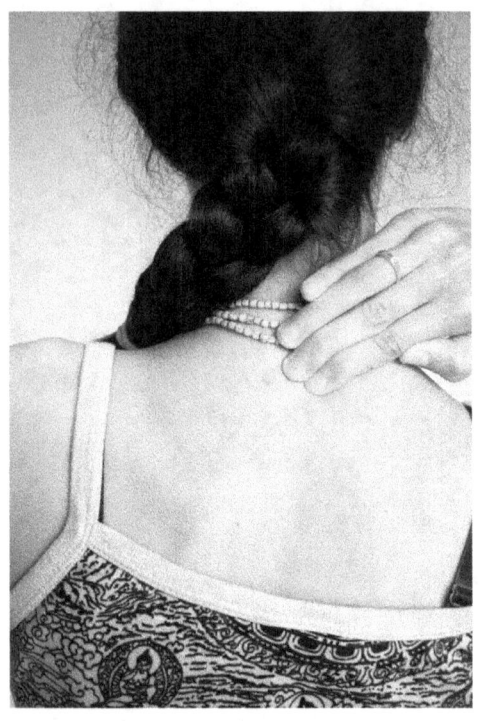

Gehen Sie weiter zu DU 12, etwa 4 bis 5 Fingerbreit weiter unten und drücken und kneten Sie ebenfalls 30-mal. (Wenn Ihre Arme nicht flexibel genug sind, um diesen Punkt mit den Fingern zu erreichen, wie es im Video (http://eepurl.com/5nCWD) gezeigt wird, können Sie einen Stab oder einen anderen Gegenstand ohne scharfe Kanten benutzen, der Ihnen als Verlängerung Ihres Armes dient.)

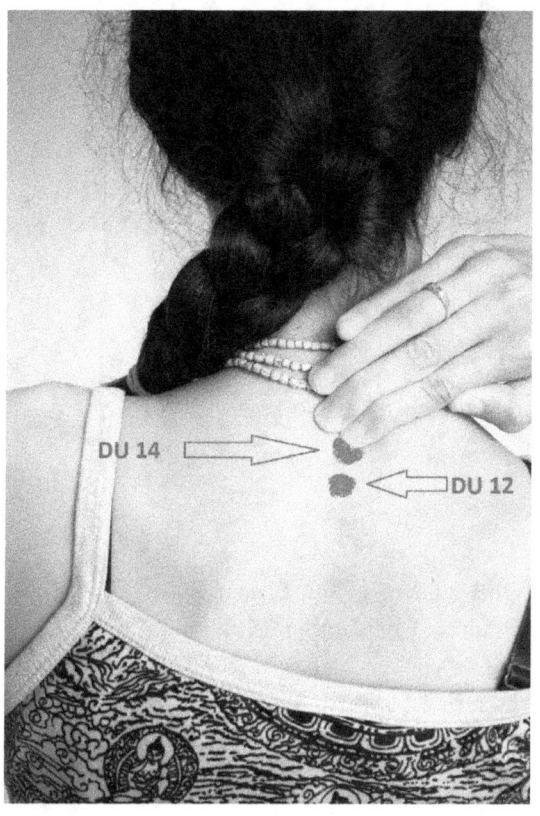

Und nun gehen wird zu einem Bereich weiter unten weiter, weswegen ich die Gelegenheit nutzen möchte, **einige Warnungen** auszusprechen. Für manche Menschen kann es schwierig sein, einige der nächsten Akupunkturpunkte zu erreichen, aber vernachlässigen Sie sie trotzdem nicht. Wenn Sie Schwierigkeiten haben, diese Punkte mit Ihren Fingern zu erreichen, benutzen Sie bitte irgendeinen Gegenstand, der Ihnen als Verlängerung dient, z.B. einen Stab oder einen langen Gegenstand ohne scharfe Kanten oder Ecken.

Gehen Sie also zunächst weiter zu Blase 11 auf beiden Seiten und kneten Sie 30-mal.

Dann massieren Sie Blase 12 auf beiden Seiten 30-mal.

Und zuletzt, gehen Sie zu Blase 13 und massieren diesen Punkt auf beiden Seiten ebenfalls 30-mal.

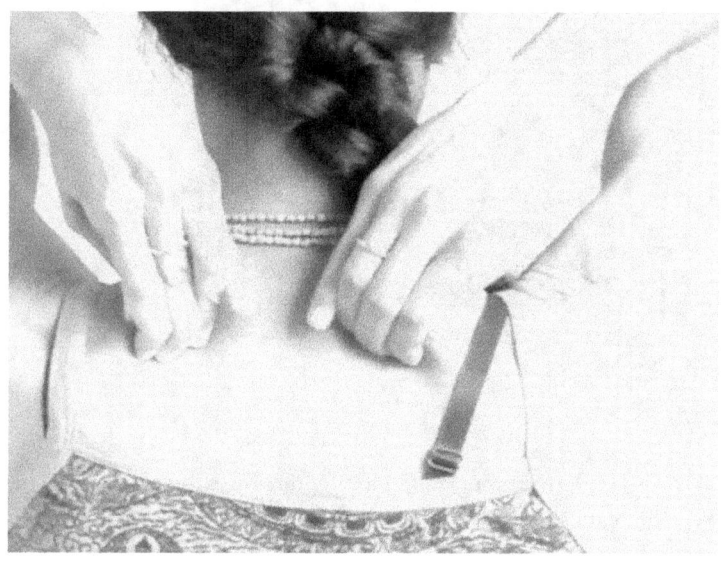

Es gibt eine sehr interessante und effektive Massagetechnik, die am besten als „zugreifen" beschrieben wird.

Greifen Sie jede Seite des Nackens fünf bis 15 Mal.

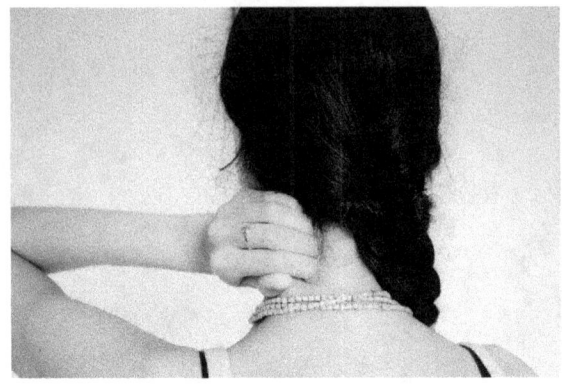

Dann reiben Sie beide Seiten Ihres Nackens fest, bis Ihr Nacken warm wird.

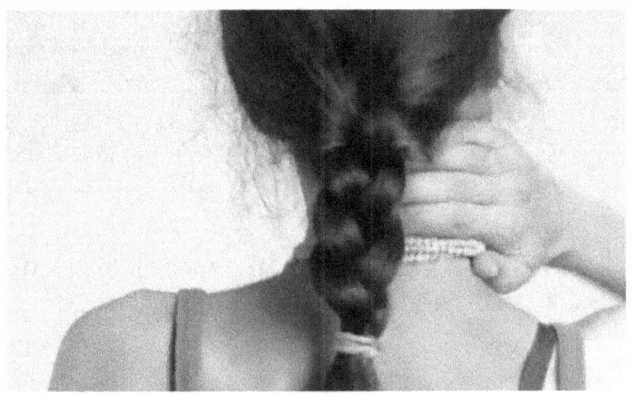

3. Klopfen oder tätscheln Sie die gegenüberliegende Seite des Trapezmuskelbereichs am oberen

Rücken, 10- bis 20-mal, und gehen Sie dabei so weit den Rücken hinunter, wie Sie können. Beginnen Sie mit den leichten Schlägen oben und gehen Sie abwärts.

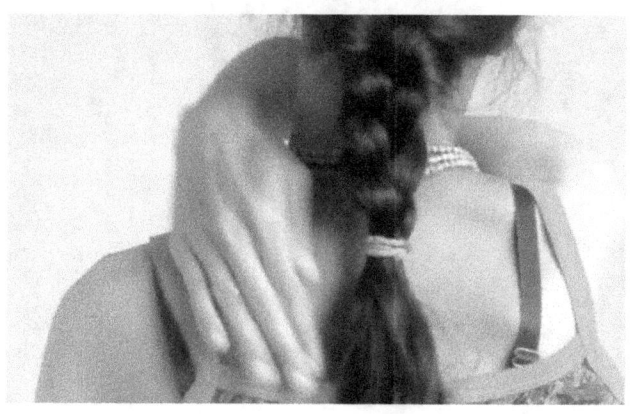

Benutzen Sie anschließend Ihre geballten Fäuste, um sanft auf Gallenblase 20 zu hämmern, wie es auf dem Foto und im Video (http://eepurl.com/5nCWD) gezeigt wird. Wiederholen Sie dies 10- bis 20-mal.

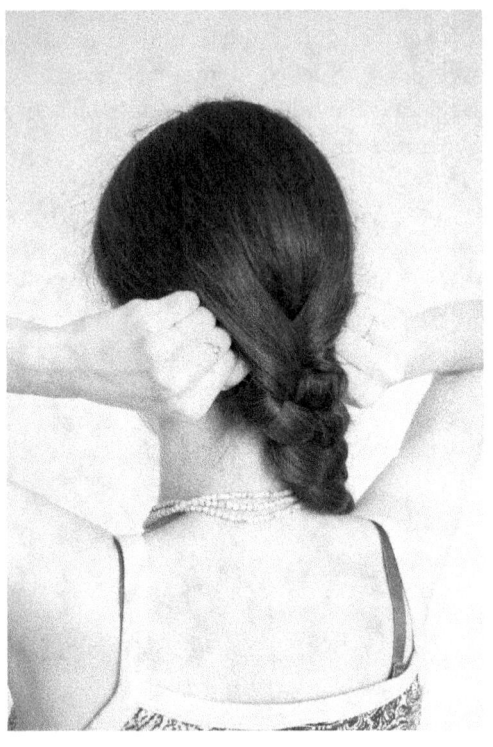

Die nächste Technik fällt nicht jedem leicht. Das hängt von der Flexibilität Ihrer Arme und Schultern ab; wenn Sie sie nicht ausführen können, fürchte ich, dass es keine Alternative zu dieser Technik gibt. Sie könnte als „zirkuläres Reiben" des Akupunkturpunktes Blase 43 auf jeder Seite „der eigenen Schulterblätter" beschrieben werden. Blase 43 befindet sich genau unter dem Rand des Schulterblattes auf jeder Seite.

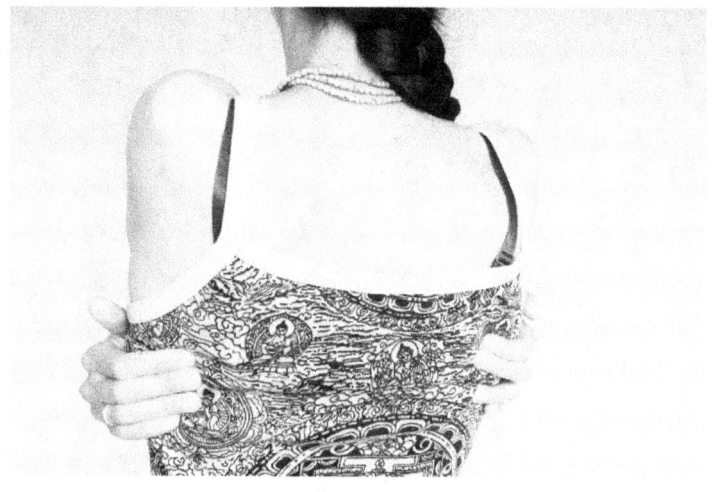

Alle Techniken für den Nacken und den oberen Rücken sind der allgemeinen Gesundheit und Widerstandsfähigkeit eines Menschen zuträglich. Aber sie helfen besonders gut bei steifem Nacken, Spondylitis, Nackenschmerzen, Probleme in Zusammenhang mit Asthma und Schmerzen in der Brust.

VIII. Selbstmassage des unteren Rückens

Es folgen die Techniken der Qigong Meridian Selbstmassage für die Lendengegend und den unteren Rücken.

1. Blase 23 (BL 23)

Dieser Punkt ist auch bekannt als „Meer der Kraft" oder Rücken Shu und wird mit den Nieren in Verbindung gebracht. Finden Sie zunächst die Position von Blase 23. Auf einer Linie vom Rippenbogen aus, drücken Sie leicht mit dem Zeigefinger auf beiden Seiten, etwa 1,5 cm von der Wirbelsäule entfernt (s. Bild).

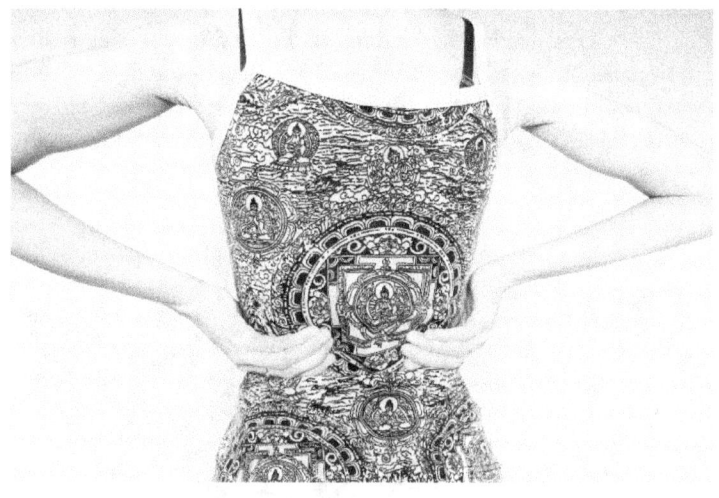

2. Blase 52 (BL 52)

Dieser Akupunkturpunkt befindet sich direkt außerhalb des Muskelstrangs - er liegt etwa 3,5 Daumenbreiten von der Mitte des Rückens entfernt, auf beiden Seiten der Wirbelsäule. Am besten massiert man diesen Punkt mit angewinkelten Daumengelenken und drückt und knetet ihn 30- bis 50-mal.

Dieser Punkt ist sehr wichtig und sollte behandelt werden, bis es weh tut. Natürlich sollten Sie darauf achten, es nicht zu übertreiben; aber keine Sorge, wenn es zu sehr weh tut, können Sie den Bereich mit Ihren Handflächen reiben, was den Schmerz schnell vertreiben wird.

Das ist das Besondere an Blase 52, wenn er richtig behandelt wird: er hilft den psychologischen und spirituellen Aspekten der Nierenfunktion ganz enorm. Auch die Willenskraft wird sehr effektiv durch ihn gestärkt.

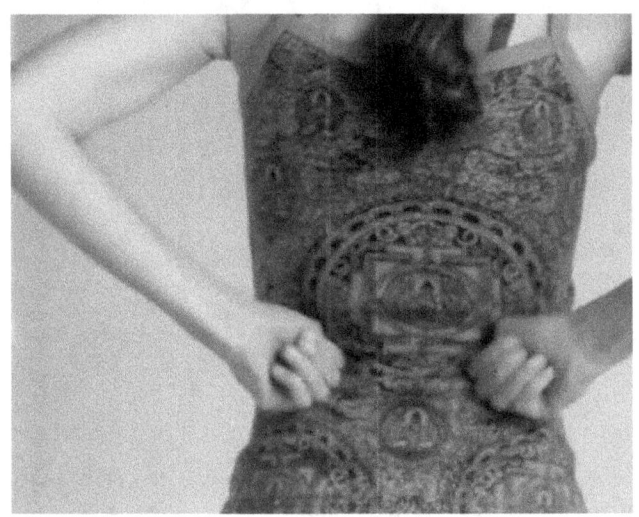

3. Hyung Huang

Hyung Huang befindet sich nur eine Daumenbreite von der Mitte des Rückens zu beiden Seiten der Wirbelsäule. Massieren Sie ihn mit dem Daumen oder den Fingerknöcheln 20- bis 30-mal.

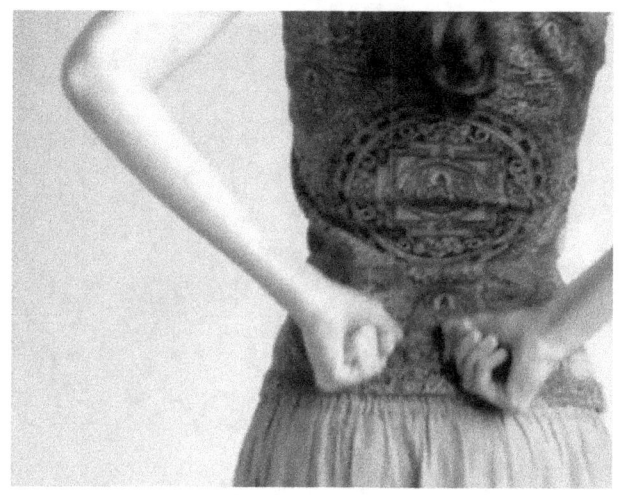

4. Mitte der Wirbelsäule

Die nächste Technik wird den Qi-Fluss und den Erfolg dieses Abschnitts der Qigong Selbstmassage insgesamt noch weiter anregen. Lokalisieren Sie den Bereich genau neben der Wirbelsäule mit Ihren Daumen. Hier befinden sich tatsächlich zwei Meridiane oder zwei Blasenkanäle (innerer und äußerer). Beide Kanäle verlaufen neben der Wirbelsäule und müssen stimuliert werden. Wie so oft, erscheint die Ausführung der Bewegung beim Lesen erst einmal sehr unklar, aber wenn Sie sie anwenden, wird sich ihre Effektivität schnell zeigen. Ich empfehle wieder 20 bis 30 Wiederholungen.

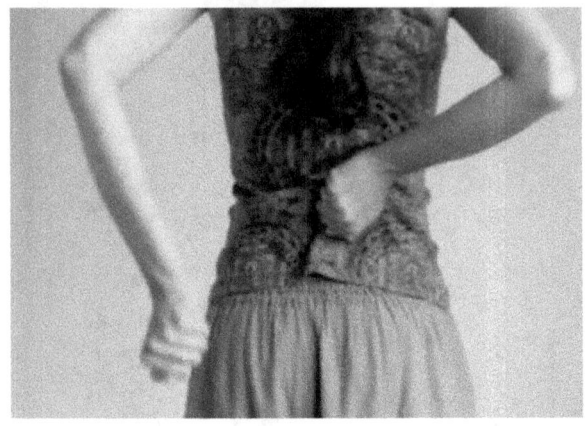

Der nächste Teil der Qigong Massage ist dem letzten Abschnitt sehr ähnlich - fast identisch. Öffnen Sie diesmal nur Ihre Handflächen und behandeln Sie die beiden Kanäle, wie schon beschrieben, weiter. Das wird die Technik noch effektiver machen. Wiederholen Sie dies ebenfalls 20- bis 30-mal.

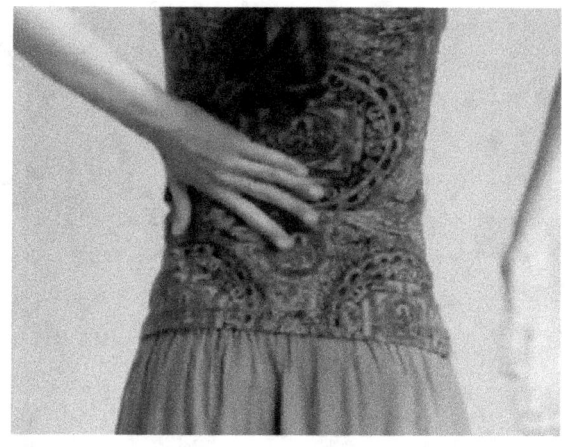

Die nächste Technik ist einfach. Ich bin sicher, Sie haben schon Menschen gesehen, die diese Bewegung ausführen, wenn sie Schmerzen im unteren Rücken oder etwas Ähnliches haben. Reiben Sie Ihren unteren Rücken und den Nierenbereich mit Ihren Handflächen. Viele Menschen finden es auch hilfreich sich leicht nach hinten zu beugen, wenn sie diesen Abschnitt der Massage ausführen.

Massieren und reiben Sie solange mit Ihren Handflächen, bis Ihr unterer Rücken sich richtig warm anfühlt.

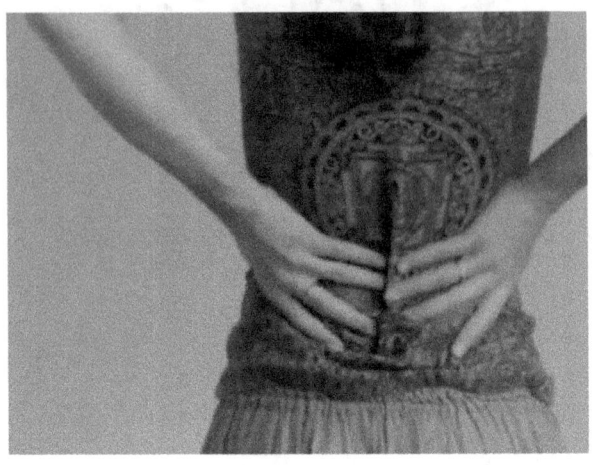

Die nächste und abschließende Technik für diesen Teil der Qigong Meridian Massage ist sehr bekannt und wird oft angewendet. Bewegen Sie jetzt zum Schluss Ihre Hüften kreisförmig, aber halten Sie dabei Ihren Kopf in der Mitte. Überdehnen Sie Ihren unteren Rücken nicht und machen Sie keine schnellen oder hektischen Bewegungen. Eine einfache, langsame kreisförmige Bewegung mit den Hüften wird 10- bis 15-mal in jede Richtung wird empfohlen.

Abgesehen von einer allgemeinen Verbesserung der Gesundheit, gibt es noch zahlreiche andere Vorteile, die mit dieser Qigong Massage des unteren Rückens in Verbindung gebracht werden. Eine Selbstmassage der Lendengegend wird nicht nur Schmerzen im unteren Rücken lindern und Ihre Rückenmuskeln stärken, sondern kann auch bei Menstruationsbeschwerden oder Problemen im Harntrakt helfen. Einige medizinische Fachkräfte wenden verschiedene (kürzere) Varianten dieser Behandlung an, um die unteren Rückenmuskeln ihrer Patienten zu stärken und Ermüdungserscheinungen der Muskeln zu lindern.

IX. Selbstmassage der oberen Extremitäten

Wir kommen nun zu Qigong Meridian Selbstmassage der oberen Extremitäten. Auf den Armen finden sich Meridiane und viele Akupunkturpunkte, die für die allgemeine Gesundheit, Energie und Widerstandsfähigkeit wichtig sind. Viele davon sind auch bei speziellen Gesundheitsproblemen sehr nützlich.

Gallenblase 21 (GB 21)

Dieser Punkt befindet sich auf den Schultern auf der Rückseite des Körpers; am einfachsten lokalisiert man ihn, indem man die Frontlinie des Körpers benutzt. Gallenblase 21 befindet sich direkt oberhalb der vertikalen Linie der Brustwarzen, in der Mitte der Linie zwischen GV 14 und dem Akromium, dem höchsten Punkt der Schulter.

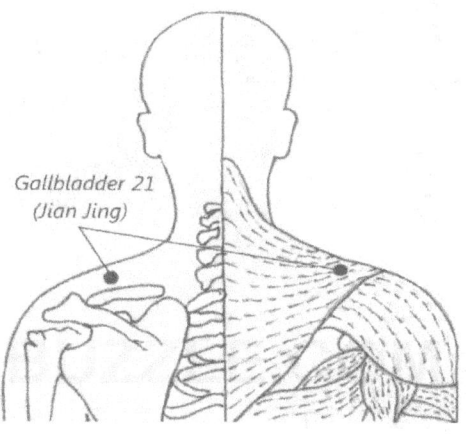

Gallenblase 21 (Jian Jing)

Dickdarm 11 (engl. Large Intestine -> LI 11)

Dieser Punkt befindet sich am seitlichen Ende der diagonalen Ellbogenbeuge. Normalerweise findet man ihn, indem man den Ellbogen beugt und nach der empfindlichen Stelle sucht, wo der Ellbogenknick außen am Arm endet.

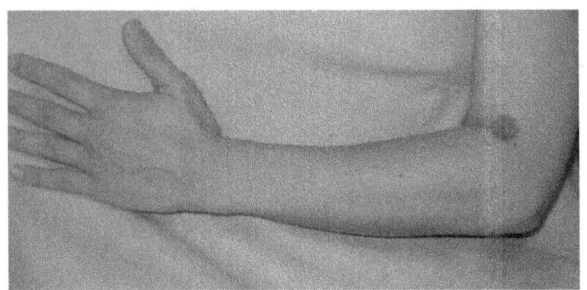

Dickdarm 10 (LI 10)

Er befindet sich drei bis fünf Daumenbreiten unterhalb von Dickdarm 11, an der Innenseite des Unterarms. Obwohl das Bild unten sicher helfen wird, sollten Sie die Ratschläge zur Lokalisierung, die wir bereits besprochen haben, akribisch befolgen.

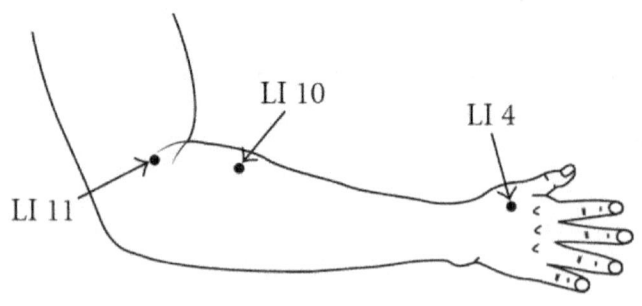

Lunge 5 (L 5)

Sie finden Lunge 5 (L 5) an der Ellbogenbeuge seitlich an der Sehne des Musculus biceps brachii. Es gibt eine Linie auf dem Unterarm und der Achselhöhlenregion, die mit der sichtbaren Linie, die die meisten Menschen auf ihren Armen haben, zusammen fällt. Lunge 5 befindet sich auf dieser Linie, genau dort, wo der Bizeps beginnt.

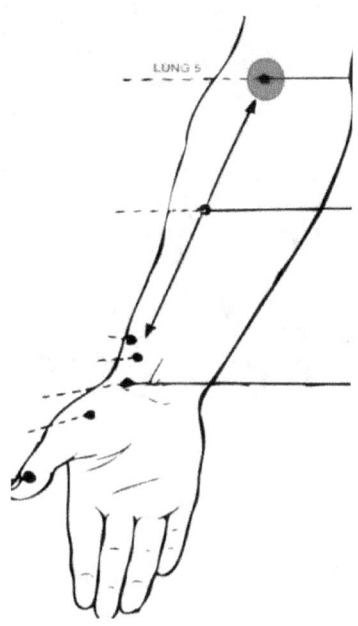

Dünndarm 8 (SI 8)

Zwischen dem Olekranon, der Ulna und dem medialen Epikondylus des Oberarmknochens, kann dieser Akupunkturpunkt mit gebeugtem Ellbogen gefunden und stimuliert werden.

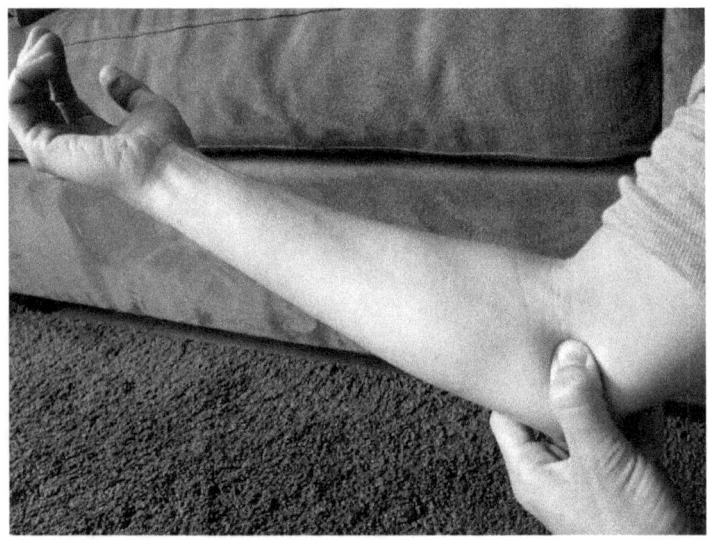

Herzbeutel 6 (engl. Pericardium –> PC 6)

Dieser Punkt liegt zwei Daumenbreiten oberhalb der Handgelenkfalte, zwischen den Sehnen des Palmaris longus und dem Flexor carpi radialis. Man findet ihn im Allgemeinen, indem man den Finger leicht von der Handgelenksbeuge zwischen den zwei Sehnen in der Mitte des Armes schiebt, bis es nicht mehr weiter geht; wenn Sie die Stelle gefunden haben, drücken Sie dort, wo es am schmerzhaftesten ist.

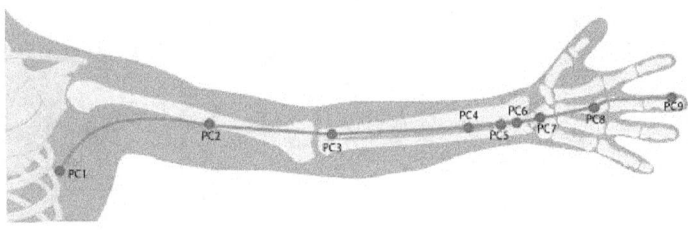

Dickdarm 5 (LI 5)

Der LI 5 befindet sich an der Daumenseite des Handgelenks in einer Kuhle zwischen dem Extensor pollicis longus und den brevis Sehnen. Man findet ihn, wenn der Daumen nach oben gespreizt ist.

Dickdarm 4 (LI 4)

Der LI4 liegt in der Mitte des zweiten Metacarpal-Knochens auf der Daumenseite.

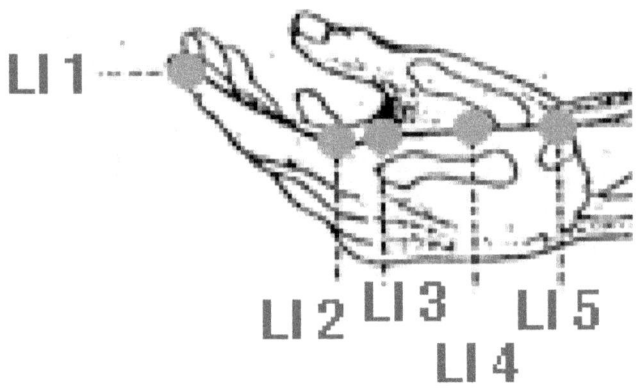

Wie man die Qigong Meridian Selbstmassage der oberen Extremitäten durchführt

Um den Lernprozess weiter zu unterstützen, werde ich jeden dieser Punkte nochmals ansprechen und dieses Mal Bilder verwenden, die nicht nur die Position dieser Akupunkturpunkte genau beschreiben, sondern auch die Art der Massage, die auf ihnen angewendet werden soll.

Alle diese Punkte können auf ähnliche Weise und ähnlich lange behandelt werden. Drücken und kneten Sie zunächst jeden dieser Punkte 30- bis 50-mal. Wie in anderen Abschnitten dieser Qigong Meridian Selbstmassage brauchen manche Akupunkturpunkte intensiveren Druck und andere sanfteren.

Wenn Sie etwas Übung in dieser Selbstmassage haben, werden Sie keine Bilder und Videos (http://eepurl.com/5nCWD)mehr brauchen; höchstens als Gedächtnisstütze. Ich rate Ihnen, die Hilfestellungen in diesem Buch und den Videos, die wir für Sie entwickelt haben, voll zu nutzen und schrittweise zum Experten für Qigong Meridian Selbstmassage zu werden.

Gallenblase 21 (GB 21)

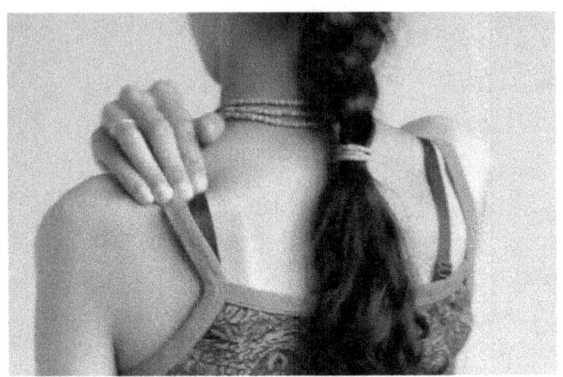

Dickdarm 11 (LI 11)

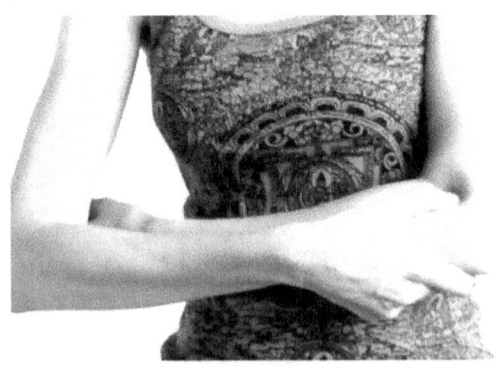

Dickdarm 10 (LI 10)

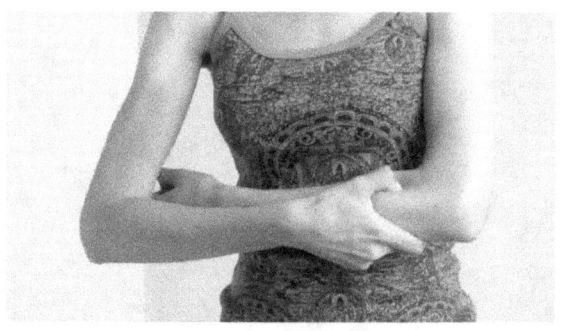

Lunge 5 (L 5)

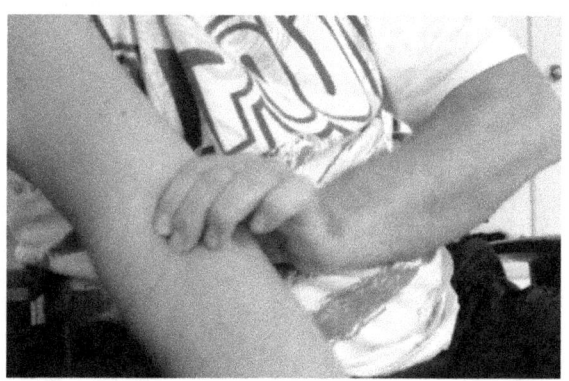

Dünndarm 8 (SI 8)

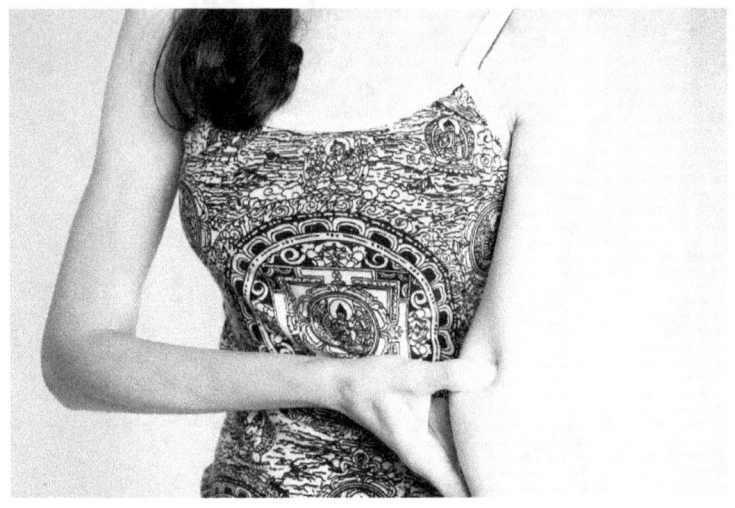

Herzbeutel 6 (PC 6)

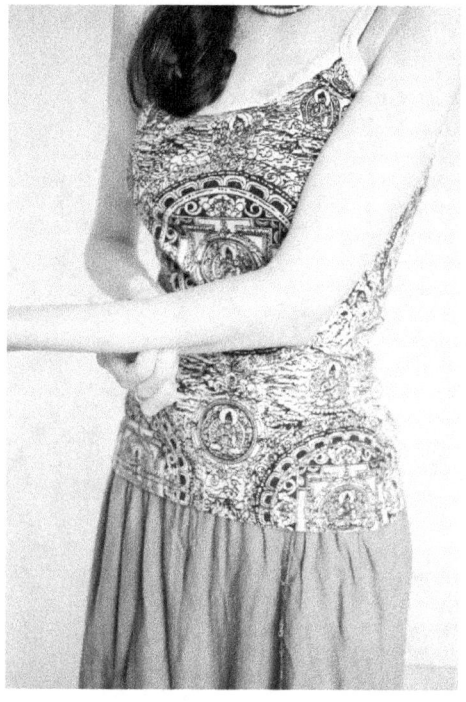

Dickdarm 5 (LI 5)

Die folgenden beiden Punkte sind sehr heilsam für Menschen, die lange am Computer arbeiten und unter Handgelenksschmerzen leiden.

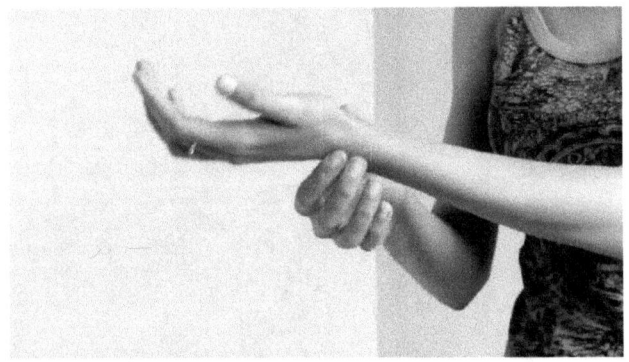

Dickdarm 6 (LI 6)

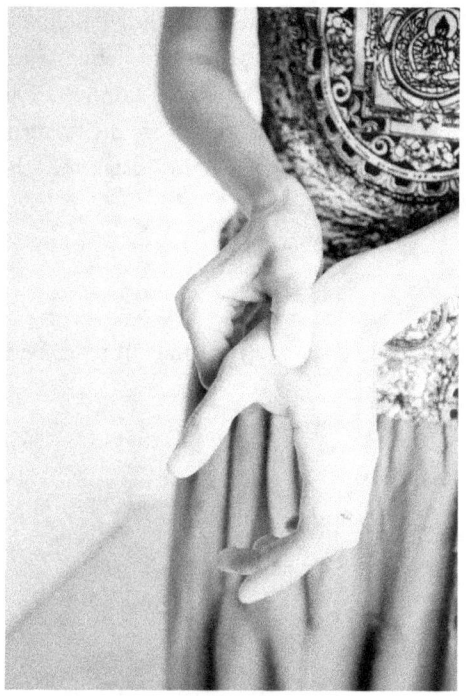

Machen Sie dasselbe auf der gegenüberliegenden Seite. Wechseln Sie einfach die Körperseite - wenn Sie Ihren linken Arm zuerst massiert haben, wechseln Sie nun zu Ihrem rechten und beginnen Sie mit Gallenblase 21, oder umgekehrt.

Die Arme „Greifen"

Wenn Sie alle Punkte auf beiden Seiten der Arme massiert haben, gibt es noch eine stimulierende Massagetechnik, die Sie anwenden können. Dabei greift man die Haut – tief greifen, sodass Sie nicht nur Ihre Haut, sondern auch das Muskelgewebe darunter „hochheben und reiben".

Machen Sie das etwa fünfmal auf jeder Seite.

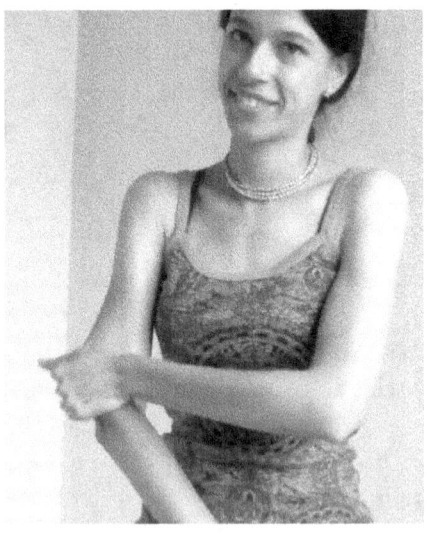

Die Arme „Reiben"

Als Nächstes wenden wir ein einfaches Reiben an den Ober- und Unterarmen an, fast so, wie wenn uns kalt ist und wir unsere Arme und unseren Körper aufwärmen wollen. Dies sollte so ausgeführt werden, wie auf den Bildern und im Video (http://eepurl.com/5nCWD)gezeigt wird: Vom Handgelenk zur Schulter, etwa 30-mal an jedem Arm.

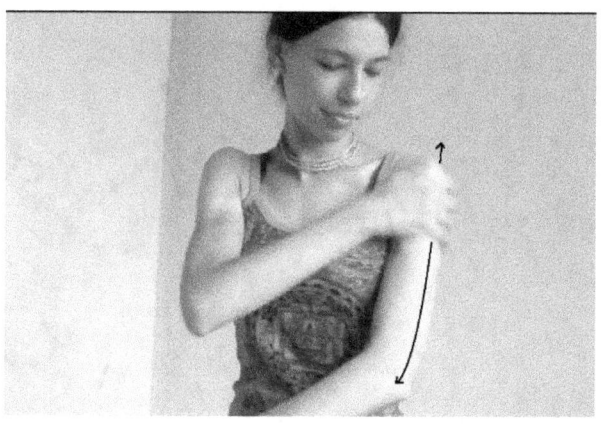

Die Rückseite der Hand „Reiben"

Wir kommen zum „umgekehrten Händereiben".
Das ist eine einfache, aber ungewöhnliche Bewegung der
Handflächen - beachten Sie das Bild. Reiben Sie die
Rückseite Ihrer Hand in einer kreisförmigen Bewegung
und wandern Sie nach oben bis zur Hälfte des Unterarms
und wieder zurück. Beginnen Sie langsam und werden Sie
dann immer schneller.

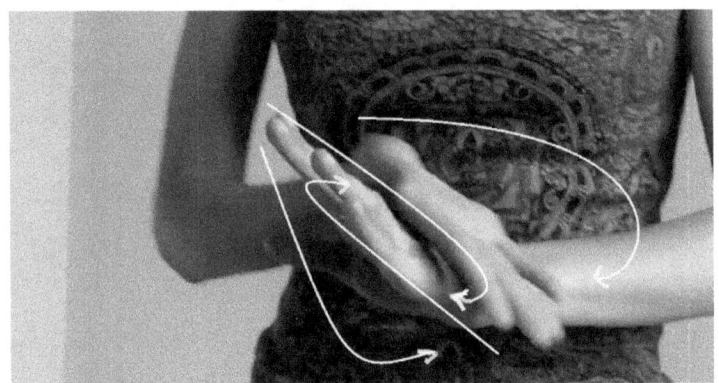

Die Finger „Drehen"

Dies ist eine einfache und effektive Technik, die aber nicht einfach mit Worten zu beschreiben ist. Man führt sie mit einer Hand an den Fingern der anderen Hand aus. Drehen Sie jeden Finger entschlossen und reiben Sie ihn dann 5- bis 10-mal fest.

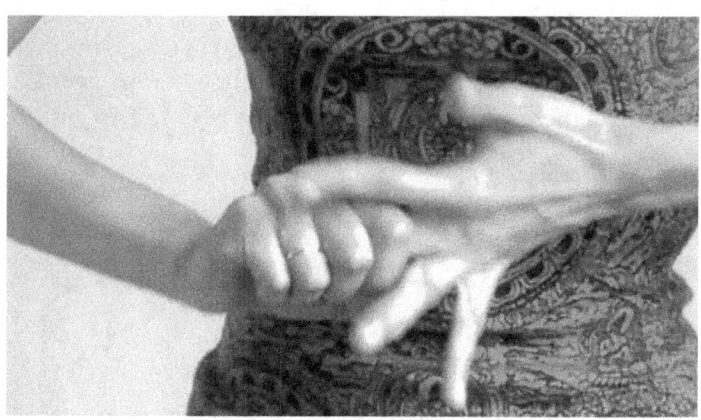

Qigong Zentrierung

Dieser letzte Teil des Qigong Massagesegment ist ein sehr angenehmer und notwendiger zweiteiliger „Abschluss".

Reiben Sie zuerst Ihre Handflächen aneinander und werden Sie dabei immer schneller. Nach einer Minute machen Sie noch 20 bis 30 Sekunden weiter, so schnell Sie können, sodass Ihre Arme richtig warm werden. Konzentrieren Sie sich auf diese Bewegung, so gut Sie können.

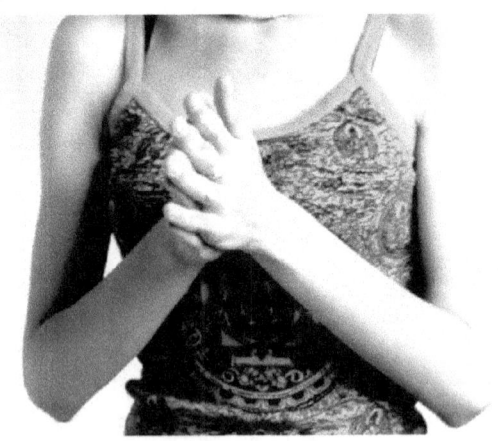

Halten Sie dann Ihre Hände in Brusthöhe in der Tao-Position, vor dem Solarplexus, genauso, wie es unten und im Video (http://eepurl.com/5nCWD) gezeigt wird.

Sie sollten Hitze oder ein anderes Gefühl auf und zwischen Ihren Handflächen wahrnehmen. Der Qi-Fluss und Energieaustausch zwischen den Handflächen ist sehr heilsam und wird praktisch alle Akupunkturpunkte in diesem Bereich stimulieren, wenn die Technik als Teil einer Massage richtig ausgeführt wird.

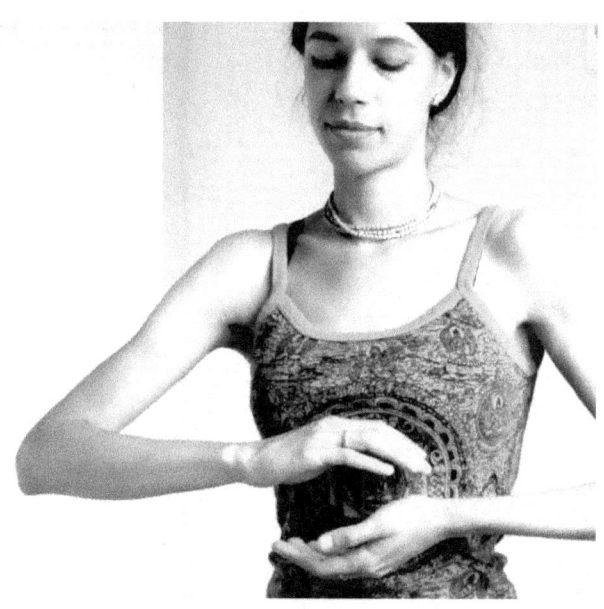

Die Wirkungen dieses Teils der Qigong Massage sind genauso wichtig, wie die Prozesse, die in allen anderen, vergangenen und noch kommenden Teilen angestoßen werden. Die meisten Medikamente und Behandlungsweisen scheinen auf die verschiedenen Probleme der Arme häufig keine Wirkung zu haben. Qigong Massage hilft bei Problemen wie Tennisarm, Handgelenkschmerz, Taubheit der Finger usw.

Diese Technik kann Muskeln in den oberen Extremitäten entspannen und Ermüdungserscheinungen lindern. Sie kann auch die motorische Funktion der oberen Gliedmaßen verbessern und Bewegungsschäden vorbeugen.

X. Selbstmassage der unteren Extremitäten

Im letzten Abschnitt werden wir eine vollständige und wirksame Qigong Meridian Selbstmassage der unteren Beine durchführen. Leider werden die Beine oft im Alltag moderner Männer und Frauen vernachlässigt. Diesen Trend sieht man auch in vielen Ansätzen zur Selbstheilung und Akupressur. Wie Sie im folgenden Kapitel sehen werden, werden die unteren Gliedmaßen bei der Qigong Meridian Selbstmassage sehr gut behandelt.

Identifizieren Sie zunächst die Positionen der Akupunkturpunkte, mit Hilfe der Fotos der verschiedenen Massagetechniken für jeden einzelnen Akupunkturpunkt und Massagebereich. Für manche Menschen wird diese Aufgabe nicht ganz klar und einfach sein, aber das Video wird Ihnen dabei helfen. Wenn Sie meinen, dass sie noch mehr Erklärungen brauchen, zögern Sie nicht, ein vollständiges Video zur Qigong Meridian Selbstmassage von diesem Link (http://eepurl.com/5nCWD) anzufordern.

Finden Sie folgende Punkte: Gallenblase 13, Magen 32, Magen 36, Gallenblase 34, Blase 57 und Milz 6.

Drücken und kneten Sie all diese Punkte jeweils 30- bis 50-mal.

Den unteren Rücken entspannen

Es ist sehr angenehm, diesen Abschnitt der Qigong Massage so zu beginnen. Der Bereich des unteren Rückens ist der Ursprung der unteren Gliedmaßen, dem Ursprung von Allem und ist sehr wichtig. Wenn der Ursprung blockiert ist (in Bezug auf den Qi-Fluss), leidet darunter zusätzlich jeder andere Teil des Körpers.

Drücken Sie mit Ihren Zeigefingerknöcheln auf zwei Punkte, die sich etwa vier Fingerbreit zu beiden Seiten der Wirbelsäule befinden. Um den zweiten und dritten Lendenwirbelbereich gibt es viele empfindliche Bereiche; die meisten Menschen fühlen den größten Entspannungseffekt, wenn dieser stark gedrückt und geknetet wird. Massieren Sie ihn 30- bis 50-mal.

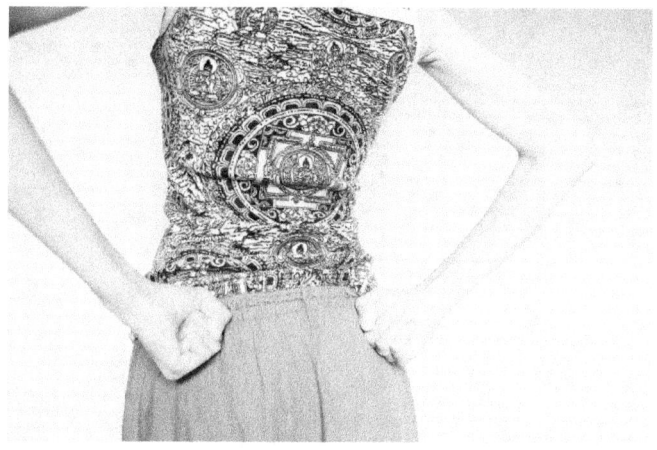

Magen 32 (ST 32)

Dieser Punkt befindet sich über der oberen seitlichen Grenze der Kniescheibe auf der Linie, die sich 2.5 cm neben der gedachten Mittellinie des Beins befindet.

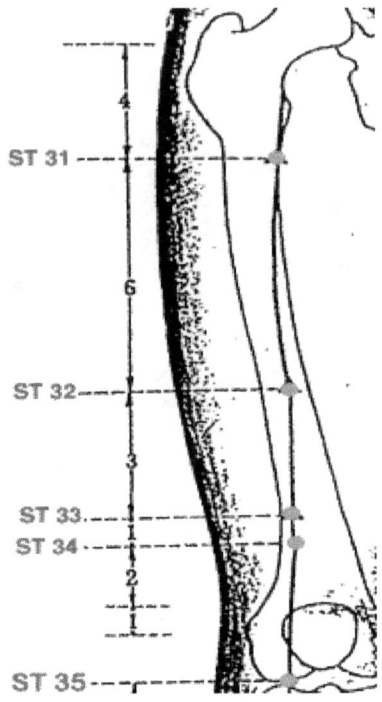

Setzen Sie sich und lokalisieren Sie den Akupunkturpunkt Magen 32 mit den Richtlinien und Tipps, die wir bereits erklärt haben. Massieren Sie diesen Punkt, indem sie ihn 30- bis 50-mal drücken und kneten. Gehen Sie jetzt weiter zum anderen Bein, lokalisieren Sie den Punkt dort und wiederholen Sie die Massage mit der gleichen Anzahl von Wiederholungen.

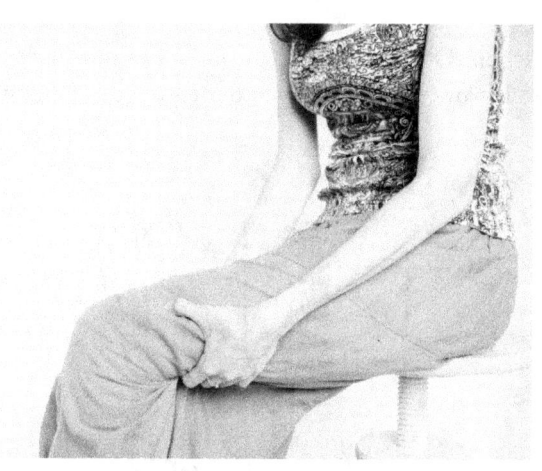

Magen 36 (ST 36)

Verschiedene Leute sagen immer, dass sie Probleme haben, diese technischen Beschreibungen anzuwenden: „3 Cun befindet sich unterhalb von ST 35, ein Fingerbreit von der vorderen Grenze des Schienbeins entfernt." Aber man kann diesen Erklärungsansatz nicht vollständig vermeiden. Schließlich ist unser Körper ein sehr kompliziertes Meisterwerk der Natur.

Sie finden den Punkt leichter, wenn Sie den Knochen unter Ihrem Knie lokalisieren und nach einem kleinen „Loch" zwischen den beiden Knochen dort suchen. Dieser Akupunkturpunkt befindet sich genau dort, leicht zur Mitte hin, neben der Kante des Knochens.

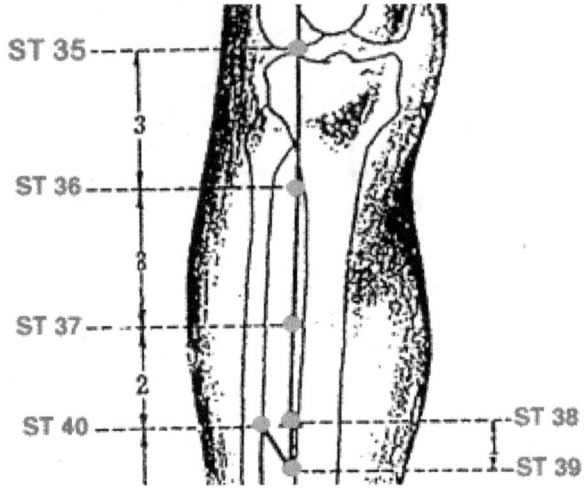

Dieser Punkt wurde schon in alter Zeit benutzt und ist als „8-Meilen-Punkt" bekannt. Nach 30 Minuten Massage des ST 32 und etwas Qi-Atmung, konnten vollkommen erschöpfte Soldaten und Boten wieder los und noch 8 Meilen weiter laufen. Natürlich brauchen wir das heute kaum noch, aber seine Wirkungskraft und sein heilsamer Effekt auf die allgemeine Gesundheit einer Person ist heute notwendiger denn je, vor allem für Leute, die viel Zeit auf den Beinen verbringen.

Verwenden Sie die gleiche Methode. Massieren Sie diesen Punkt, indem Sie ihn 30- bis 50-mal drücken und kneten; nehmen Sie zwei Finger, wie es unten gezeigt wird, oder Ihren Daumen. Wenn Sie die erste Runde abgeschlossen haben, gehen Sie weiter zum anderen Bein, finden Sie den Punkt dort und wiederholen Sie die Massage genauso lange.

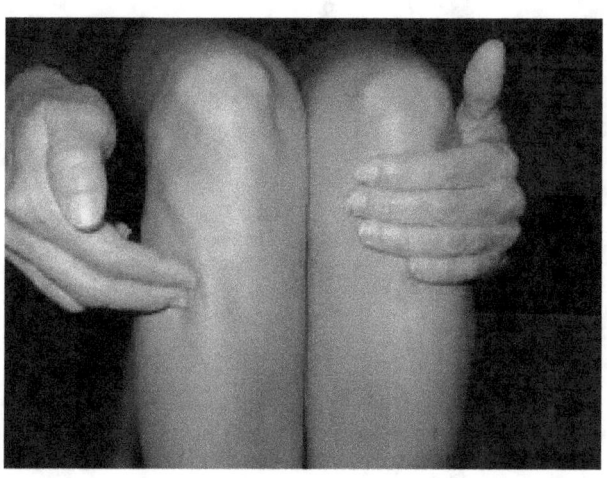

Gallenblase 34 (GB 34)

In der Vertiefung vorne und unten, am oberen Ende des Schienbeins... „Was haben Sie grade gesagt?" Rechts?

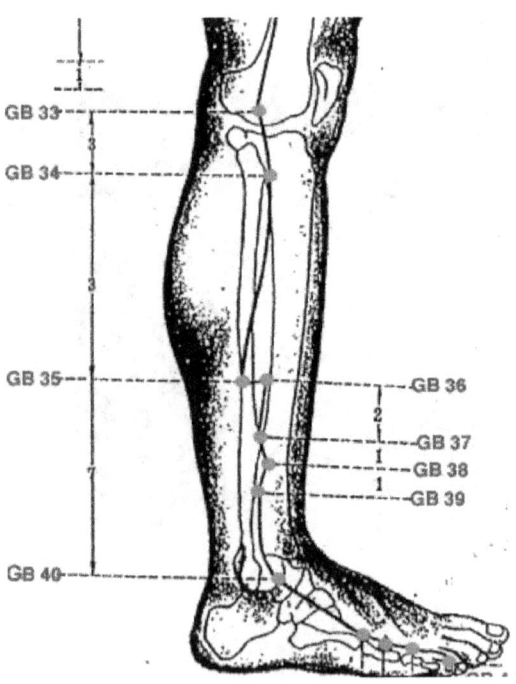

Am besten finden Sie diesen Punkt, indem Sie mit dem kleinen Finger Ihrer Hand an Ihrem Bein über der

Seite des Knöchels nach oben fahren, bis Sie genau unterhalb des seitlichen Knies zum Halten kommen. Der Punkt reagiert direkt auf festes Drücken und Reiben. Machen Sie das, was sich für Sie gut anfühlt. Aber vergessen Sie nicht, die Massage dieses Punktes an beiden Beinen 30- bis 50-mal zu wiederholen.

Milz 6 (engl. Spleen -> SP 6)

Wie Sie unten sehen können, ist dieser Punkt überhaupt nicht schwer zu finden. Er liegt vier Fingerbreit über dem höchsten Punkt des Fußknöchels, genau auf der Mittellinie der Beininnenseite.

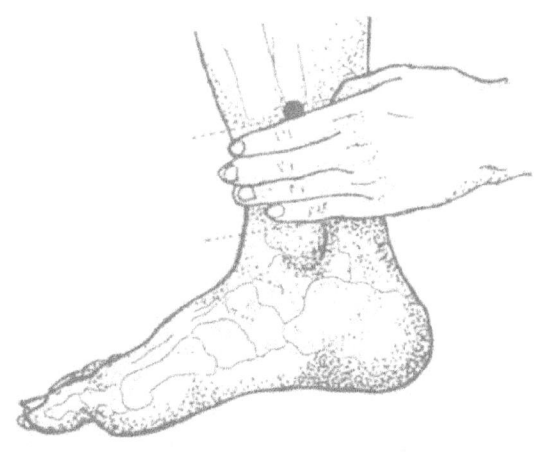

Milz 6 wird, weil er so leicht zu finden ist, fast übermäßig verwendet und von vielen erwähnt. Aber das macht ihn nicht um einen Deut weniger wichtig. Überspringen Sie ihn nicht. Wir empfehlen wieder 30 bis 50 Wiederholungen.

Oberschenkel Drücken

So, das ist ein Teil der Qigong Selbstmassage, den Sie vielleicht aus Ihrer Schulzeit kennen. Zumindest in meiner Kindheit haben sich Kinder gegenseitig auf ganz ähnliche Weise geärgert und gekitzelt.

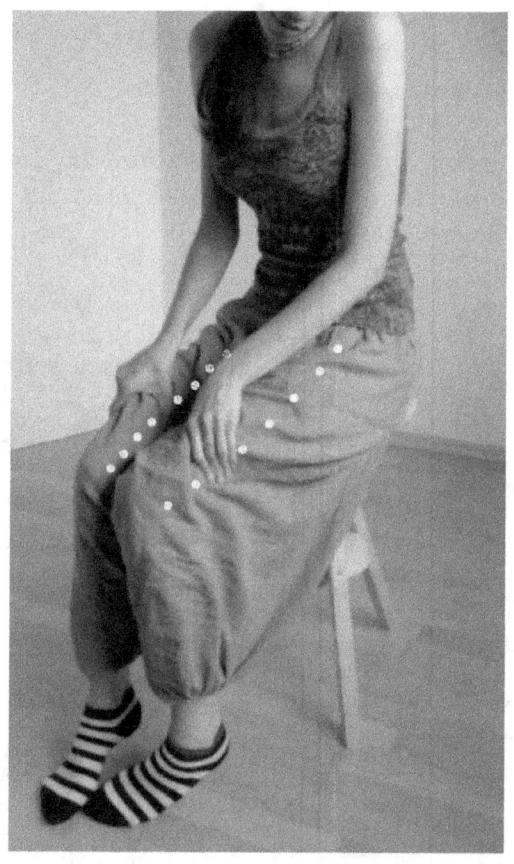

Drücken und kneten Sie einfach die Oberschenkel, indem Sie sie auf beiden Seiten mit Ihren Fingern greifen und sie danach leicht abklopfen. Investieren Sie ein paar Minuten und machen Sie am besten 20 bis 30 Durchgänge.

Waden Drücken

Machen Sie dasselbe an den Waden. Investieren Sie ein paar Minuten in diese einfache Technik und machen Sie am besten 20 bis 30 Durchgänge.

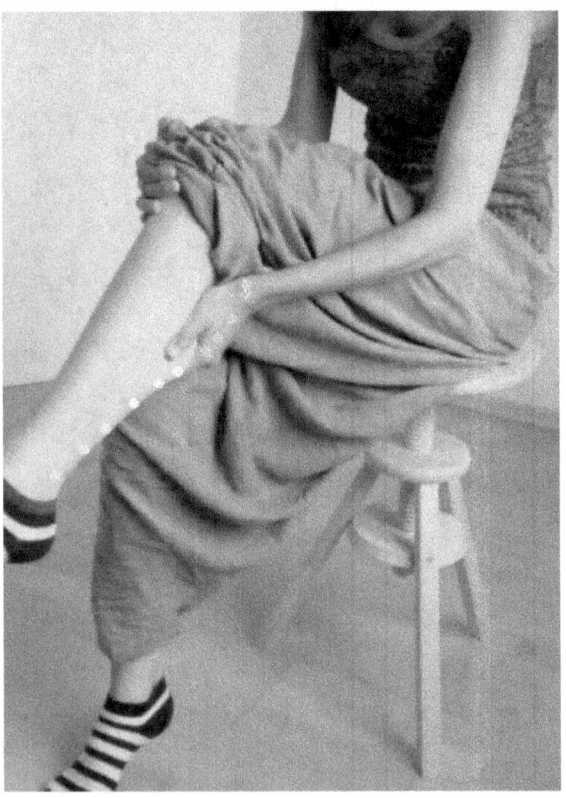

Niere 1

Dieser Druckpunkt wird einigermaßen oft verwendet. Er heißt auch Yong Quan und ist ziemlich bekannt. Er befindet sich auf der Sohle, in einer Kuhle, die sich an der Kreuzung des vorderen 1/3 und der hinteren 2/3 der Linie befindet, die den zweiten und dritten Zehenansatz mit der Ferse verbinden, wenn Sie die Zehen anziehen.

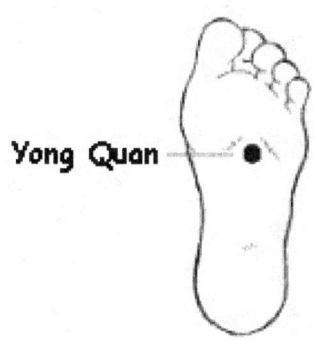

Sie wissen schon, wie man einen Akupunkturpunkt maximal anregt. Drücken und kneten Sie 30- bis 50-mal. Machen Sie das an beiden Füßen.

Rotation des Fußgelenks

Am Ende dieses Abschnitts und der ganzen Qigong Meridian Selbstmassage, rotieren Sie Ihre Fußgelenke in beide Richtungen etwa 20- bis 30-mal.

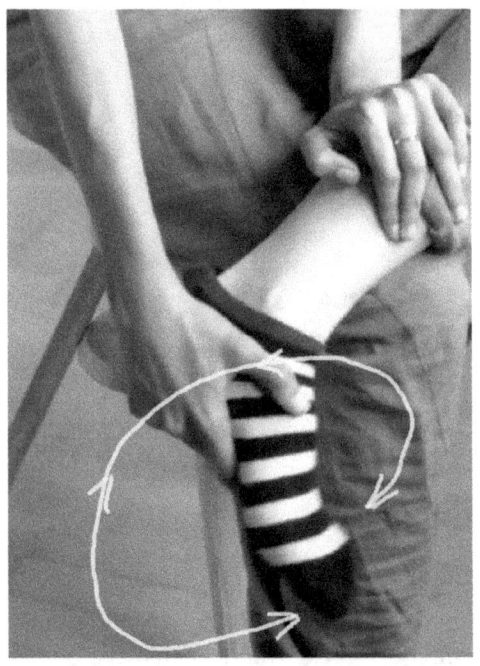

Die Selbstmassage der unteren Gliedmaßen wird Ihre Beinmuskeln stärken und nicht nur die Muskeln der unteren Extremitäten entspannen, sondern auch Ihren

Oberkörper. Diese Akupunkturpunkte tun, bei korrekter Anwendung, Ihren Bändern und Gelenken gut; sie beugen Verletzungen vor und können die Rehabilitation nach Sportverletzungen unterstützen.

9. Technik zur schnellen Akkumulation von Qi

Normalerweise wird diese Technik nicht alleine für sich ausgeführt, sondern ist nach jeder Qigong Meridian Selbstmassage Behandlung sehr empfehlenswert. Aber Sie können diese Technik zur Akkumulation von Qi auch dazu benutzen, sich zu erholen und viele andere Lebenssituationen gut zu meistern:

- Nach einem stressigen Meeting
- Vor und nach schwerer körperlicher Arbeit oder Sport
- Nach einer langen Autofahrt oder einem langen Flug

Auf jeden Fall gibt es nach der Massagebehandlung kein Defizit im Qi-Fluss. Im Gegenteil, Ihre Energie fließt besser als je zuvor. Warum brauchen wir also die Akkumulation des Qi nach der Meridian Massage? Weil wir den Energiefluss irgendwie ausgleichen müssen, um den Effekt der Massagebehandlung zu beschleunigen. In diesem kurzen Kapitel geht es genau darum.

Methode:

1) Sitzen Sie bequem oder legen Sie sich hin. Sorgen Sie dafür, dass Sie sich anlehnen und gut entspannen können.

2) Legen Sie Ihre Handflächen auf Ihren Tan Tien Bereich. Der Bereich, den wir Tan Tien (Ozean der Energie) nennen, befindet sich im Unterbauch, etwa 9 cm unterhalb des Nabels.

3) Bleiben Sie ein oder zwei Minuten in dieser Position und fühlen Sie die Energie, die von Ihren Händen ausgeht. Wenn Sie die Massage richtig ausgeführt haben, werden Sie problemlos die Wirkungen des Qi-Flusses fühlen. Zu denen gehören das Gefühl warmer Handflächen, leichtes Kitzeln oder sogar Kälte (Wärme, Kälte oder jedes andere Gefühl sind gute „Nebenwirkungen").

4) Drücken Sie Ihre Handflächen (fest aber nicht zu sehr) in Ihren Tan Tien Bereich und fangen Sie an, tief in Ihren Bauch zu atmen. Konzentrieren Sie sich auf Ihren Tan Tien Bereich und Ihre Atmung.

5) Fangen Sie an, diesen Bereich kreisförmig zu massieren und beschreiben Sie große Kreise um Ihren Tan Tien Bereich. Machen Sie dann die Kreise immer kleiner und kleiner und enden Sie mit Ihren Handfläche auf Tan Tien.

Männer: Legen Sie Ihre linke Handfläche auf den Solarplexus und machen Sie 36 Kreise nach rechts (gegen den Uhrzeigersinn).

Frauen: Legen Sie Ihre rechte Handfläche auf den Solarplexus und machen Sie 24 Kreise nach links (im Uhrzeigersinn).

Wenn Sie Tan Tien erreicht haben, kehren Sie die Handlung um und fangen Sie wieder mit der kreisförmigen Massage des Tan Tien an, wobei Ihre Bewegungen langsam immer größer werden.

Männer: Machen Sie zunächst 24 Kreise nach links (im Uhrzeigersinn).

Frauen: Legen Sie Ihre rechte Handfläche auf Ihren Solarplexus und machen Sie 36 Kreise nach rechts (gegen den Uhrzeigersinn).

Obwohl das so einfach ist, ist es sehr wichtig. Diese Technik zur schnellen Qi Akkumulation ist extrem dynamisch und wirksam, vor allem, wenn sie mit den Techniken der Qigong Meridian Massage kombiniert wird. Wenn Sie sie anwenden, werden diese Worte überflüssig, weil Sie die direkte Wirkung erfahren werden. Sie werden die Vorteile fast augenblicklich spüren. Das passiert beinahe jedem, schon nach nur wenigen Wiederholungen, sobald der Geist sich anpasst und Sie sich auf diese einfache Praxis konzentrieren.

10. Qigong Selbstmassage im täglichen Leben

DIE GRÖSSTE FALLE

Ja, Sie sind auf der richtigen Seite - es kommt kein langer und ausführlicher Lesestoff. Warum? Weil ich weiß, dass die Auflistung all der gesundheitlichen Vorteile, die Sie erhalten werden, aller gesundheitlichen Probleme oder Krankheiten, deren Heilung beschleunigt und herbeigeführt werden kann, niemandem hilft. Obwohl ich einige spezifische Wirkungen im Verlauf des Selbstmassage Buches aufgelistet habe, weiß ich, dass einige von Ihnen eine umfassende Liste erwarten, aber ich möchte Sie nicht mit einem Berg Information beeindrucken.

Warum nicht? Hier sind einige Antworten:

- Die größte Falle, in die man tappen kann, wenn man gute Gesundheit herzustellen und zu erhalten versucht, ist, sich auf das Negative zu konzentrieren.

- Sie brauchen nicht zu wissen, *wie* Strom in Ihr Haus geliefert wird - Sie müssen nur den Schalter umlegen.

- Sich auf Teile dieser Qigong Meridian Selbstmassage zu konzentrieren, würde Sie nur vom vollen Spektrum ihrer Heilwirkungen trennen.

Wir haben die Qigong Meridian Selbstmassage für alle Bereiche Ihres Körpers vollständig erklärt. Wenn Sie sie ein- oder zweimal täglich anwenden könnten, wäre das perfekt! Einige von Ihnen brauchen vielleicht strengere Richtlinien. Meine 45 Jahre Berufserfahrung mit Menschen sagen mir eigentlich, dass die meisten von Ihnen einen zeitlichen Ablauf brauchen.

Sie müssen hier Zeit und Mühe investieren, um unbezahlbare ROI (Anlagenrendite) zu bekommen! Jede Minute, die Sie in das Lernen und Üben dieser Methode investieren, wird Ihnen ausgezeichnete Ergebnisse liefern, von denen Sie nicht genug kriegen können.

Schauen wir uns den empfohlenen zeitlichen Ablauf einmal an.

11. Empfohlener zeitlicher Ablauf

Wir halten das alles sehr einfach. Bitte halten Sie sich an diese Empfehlung und Sie werden die volle Heilwirkung dieser Qigong Massage Methode erfahren.

<u>Lernphase</u>

- Leichte Qigong Stufe: 10 bis 20 Minuten pro Tag
- Volle Qigong Stufe: 20 bis 40 Minuten pro Tag

Beginnen Sie Ihr Studium am Anfang dieses Programms, wie wir es vorgestellt haben. Lernen Sie nicht mehr als einen Abschnitt auf einmal. Wenn Sie sich bei der Ausführung sicher sind, gehen Sie zum nächsten Abschnitt der Qigong Meridian Selbstmassage weiter. Es ist wichtig auf ein Niveau zu kommen, in dem Sie Akupunkturpunkte finden (und massieren) können und auch reibungslos zwischen den verschiedenen Akupunkturpunkten und Massagetechniken wechseln können.

Gehen Sie in Ihrem eigenen Rhythmus vor; seien Sie sich pflichtbewusst und Sie werden schnell vorankommen. Wenn Sie zum Beispiel die Akupunkturpunkte und Massagetechniken für den Kopf und das Gesicht lernen, ist der nächste Schritt, die Massage der Ohren.

Die 80/20 Regel: Achten Sie darauf, dass Sie täglich alle Teile, die Sie bereits gelernt haben, mindestens einmal machen. Das bedeutet, dass Sie 80 % Ihrer Zeit dem Lernen neuer Abschnitte widmen werden, aber 20% verwenden Sie, um die Teile zu wiederholen, die Sie bereits gelernt haben. Durch Ihre Fortschritte werden Sie immer mehr in den 20 % Teil stecken müssen. Aber je mehr sie üben, desto schneller kommen Sie durch das Programm.

Zeitdruck: Entspannen Sie! Es darf keinen Zeitdruck geben. Sie entscheiden, wie viel Zeit Sie pro Tag darauf verwenden, Ihre Ziele zu erreichen. Sie werden Ihr Tempo finden - hier gibt es keine Regeln. Manche Menschen lernen das ganze Programm in zwei Wochen, andere brauchen vier Monate oder mehr. Die Zeitvorgabe ist überhaupt nicht wichtig.

WICHTIG: Es ist sehr empfehlenswert dieses Buch und das Video (http://eepurl.com/5nCWD) in der Lernphase zu benutzen. Versuchen Sie nie, den Ablauf künstlich auswendig zu lernen. Das wird natürlicherweise passieren, wenn Sie sich an das Programm halten.

Praktische Phase

Sobald Sie sich bei allen Teilen dieser Qigong Meridian Selbstmassage Methode sicher fühlen, sind Sie auf dem Niveau eines Qigong Meridian Selbstmassage Fachmanns. Sie können dieses Buch und das Video immer noch von Zeit zu Zeit benutzen, um sich an eine Position oder Technik zu erinnern, aber Sie werden von diesen Hilfsmitteln überhaupt nicht mehr abhängig sein. Wir empfehlen diesen zeitlichen Ablauf:

- Leichte Qigong Stufe: 30 bis 40 Minuten pro Tag
- Volle Qigong Stufe: 40 Minuten pro Tag und mehr

Natürlich können Sie auch weniger als 30 Minuten pro Tag in die Selbstmassage investieren, obwohl das wirklich nicht zu empfehlen ist, vor allem, wenn Sie gewisse gesundheitliche Probleme haben.

Natürlich können Sie mehr als 40 Minuten pro Tag investieren. Aber es gibt keinen Grund die Qigong Meridian Selbstmassage auf über eine Stunde pro Tag auszudehnen.

Sich auf spezifische Gesundheitsprobleme konzentrieren

Wenn Sie das Bedürfnis verspüren, sich auf einige Bereiche des Körpers besonders zu konzentrieren, sollten Sie das unbedingt tun. Denken Sie aber an Folgendes:

- Am besten macht man eine vollständige Qigong Meridian Massage, wenn es möglich ist am Morgen. Das wird Ihnen einen gehörigen Energieschub geben und das Qi den ganzen Tag über am Fließen halten.

- Wenn Sie sich dann auf spezielle Bereiche des Körpers konzentrieren möchten, wird die Wirkung am stärksten sein, wenn Sie das sofort nach der Qigong Meridian Selbstmassage oder am gleichen Tag, nach spätestens acht Stunden, machen.

- Die **80/20 Regel** kann auch hier ratsam sein, aber das hängt von Ihren Bedürfnissen und Ihrer Geschwindigkeit ab. Die meisten Menschen schaffen pro Tag nicht mehr als zwei Stunden. In einem durchschnittlichen 1 1/2 Stunden Beispiel, würde die 80/20 Regel bedeuten, dass Sie eine halbe Stunde für die vollständige Qigong Meridian Selbstmassage einplanen und Sie sich den Rest der Zeit den spezifischen Akupunkturpunkten und Qigong Massagetechniken für Ihren Problembereich widmen.

Zusammenfassung

Danke, dass Sie dieses Buch heruntergeladen haben!

Ich hoffe, es hat Ihnen gefallen, mein Buch über die Qigong Meridian Selbstmassage zu lesen.

Wenn Sie angetan waren, nehmen Sie sich bitte die Zeit und teilen Sie Ihre Gedanken in einer Kundenrezension auf Amazon. Ich würde mich sehr darüber freuen!

Vielen Dank!

Über den Autor

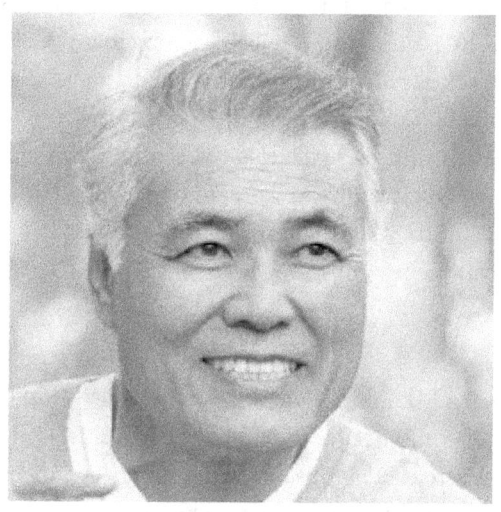

Seit frühester Kindheit musste ich hart arbeiten, um Nahrung und Wasser zu beschaffen - die Zeiten in der chinesischen Stadt Zhengzhou waren sehr hart. Als ich 5 Jahre alt war musste meine Mutter mich und meine drei Schwestern zurücklassen, um selber zu überleben. Obwohl es scheint, als wäre dies ein schrecklicher Lebensanfang gewesen, haben wir alle überlebt und viel Lebenserfahrung gewonnen. Der Wille der Vorsehung brachte mich als Diener ins Haus des großen Meisters Sifu Qian Bo-Wan. Seine Kung Fu Schule wurde mein Zuhause und meine Zuflucht. Mit 8 Jahren wurde meine Leidenschaft für die Kampfkünste entdeckt und ich fing an selbst vom großen Bo-Wan zu lernen.

Ich wurde in verschiedenen Richtungen ausgebildet: Wing Chun, Shao Lin Guan, Tai Chi Guan, Xing Xi Guam. Chi Kung studierte ich mit meinem Meister und buddhistischen Mönchen. Kurz bevor mein Sifu diese Welt verließ, sagte er mir: „Xi (so nannte er mich), du musst gehen und dieses Wissen verbreiten. Du kannst viel mehr tun, als ich jemals konnte, du wirst sehen". Ich fühlte mich demütig und verpflichtet, seinen Wünschen nachzukommen.

Nach dem Abschluss meines Studiums in traditioneller Chinesischer Medizin bei Dr. Le Cai, zog ich in den Westen. Ich muss zugeben, ich verstand nie, was mein Sifu mit „Du kannst viel mehr tun" gemeint hatte. Er sagte nicht „besser machen", sondern „mehr machen". Ich verbrachte die letzten 30 Jahre damit Kampfkunst, Chi Kund und verwandte Disziplinen zu unterrichten, aber erst vor kurzem verstand ich, warum er den Ausdruck „viel mehr" verwendet hatte.

Es ging dabei nicht um etwas in mir. Es ist nur dem Internet und der modernen Technologie geschuldet, dass ich seine Anweisungen vollständig ausführen kann. Ich bin meinen hilfreichen Schülern und Lesern sehr dankbar, die weiterhin lesen und meine Bücher nutzen. Vielen Dank aus tiefstem Herzen und Gott segne Sie.

Kontaktieren Sie Sifu William Lee über
sifu.william.lee@gmail.com

Hier ist sein Amazon Profil

https://www.amazon.com/William-Lee/e/B00DWFOCV8

Die nächsten Schritte

Schreiben Sie eine ehrliche Rezension über dieses Buch -
Ich schätze Ihre Meinung und Gedanken sehr und will sie
in mein nächstes Buch, das bereits in der
Vorbereitungsphase ist, einarbeiten.

Schreiben Sie hier eine Rezension über mein Buch:
Link
https://www.amazon.com/dp/B00SXL460S

Meine anderen Bücher

Wenn Sie möchten, klicken Sie auf die Links unten und sehen Sie sich die anderen tollen Bücher an, die ich herausgebracht habe!

Auftanken mit 5 Minuten Chi-Übungen

Heilende Qi Meditation

Absolute Qi Fitness

T.A.E. Total Attack Elimination

T.A.E. 2 - Waffen für Körper & Geist

Stressabbau in 5 Minuten

Qigong Meridian Selbstmassage